お酒で顔が赤くなる人、要注意！

アルデヒドが心筋梗塞、がんを生む

水野雄二

お酒で顔が赤くなる人、要注意！

アルデヒドが心筋梗塞、がんを生む

装丁　柴田淳デザイン室

目次

はじめに

お酒は我々の生活に欠かせないものとなっています。お酒は万能薬と言われることもありますが、注意点を知らないともちろん毒にもなります。

実は、欧米人や黒人には少量のお酒で赤くなる人はいません。お酒で赤くなるのは日本人を含む東アジア人だけなのです。これは、我々日本人の文化である稲作文化と関係があります。

お酒で赤くなる遺伝子は、人類の歴史上では、東アジア発の新型の優秀な遺伝子なのです。お酒で赤くなるかどうかは遺伝子で決まります。願っても変わりません。

この遺伝子は多くのがん、狭心症、心筋梗塞、骨粗しょう症、前立腺障害、神経障害、そしてタバコの害の生じやすさ、また日本人の死因のトップ4（がん、心筋梗塞、肺炎、脳卒中）とも大きく関わりがあります。

お酒で赤くなるかどうかで、病気の予防法や治療法、注意点も変わってきます。お酒で赤くなる人は、血の巡りが良いために赤くなるのではありません。また、赤くなる人がお酒を飲めるようになるために鍛えても、体を壊すのが落ちです。遺伝子タイプ別のお酒との付き合い方を、お話しします。

この本では、患者さんの元気で長生きを目標としている臨床医学研究の立場から、健康長寿のためにはどのようなことに注意したらいいのか、酒とタバコはなぜからだに悪いのか、といった点について、がんや心臓血管病で注目され始めたアルデヒドの毒性を説明しながら、実生活での注意点を伝えます。

もしもあなたがお酒で赤くなる人であれば、さらに有益な情報提供となるでしょう。そして、親戚一同が知って得する健康長寿の話になると思います。

まずは、なぜお酒で赤くなるのか、その原因であるアルデヒドの毒性と対策をお話しします。親しみのわくお酒の話を交えて、健康長寿のために取り組んでいる臨床研究医師がお伝えします。日本人に多いアルデヒド病とその対策を知り、心筋梗塞とがん知らずで、健康長寿を全うしてください。

第1章　お酒を飲むと顔が赤くなる日本人

1　お酒の話

お酒は美味しく、我々の生活にも欠かせない飲み物となっています。場を和ませ、結婚式などでは神聖な飲み物となります。お酒には話しにくい相手でも話しやすくするマジックもあり、ムードを作り出す最高の演出家にもなります。また、お酒は万薬の長とも言われ、使い方によっては薬となります。一方では、お酒は万病の元ともいわれ、注意点を守らないと毒になります。

お酒を飲んで赤くなる人は、血の巡りが良く健康な人だと思い込んでいる人もおられますが、そうではありません。そもそも少量のお酒で赤くなる人は、白人、黒人にはいません。少量のお酒を飲んで赤くなるのは、実は日本人を含む東アジア人だけなのです(1)。

お酒で赤くなる人の分布は、稲作文化と深く結びついています。**お酒を飲んで赤くなることをアルコールフラッシング、あるいはアジアンフラッシングと言います。そこには、日本人特有の遺伝子が深く関係しています。**

2　よくある質問

お酒は、体にいいですか、悪いですか、どれだけなら大丈夫ですか……など、患者さんに飲酒に関する質問をよく受けます。しかし、お酒を飲む人の遺伝子型や体質、持病、環境などが分からないと、これらの質問には適切に答えられません。人とお酒との歴史は長いですが、お酒についてはまだ医学でもよく分かっていないことが多いのです。

私も以前は、これらの質問を尋ねられても、正直どう答えていいのかよくわかりませんでした。アルコール依存症や肝臓が悪いなどの病気があれば、もちろん体に悪く、禁酒しなければいけないのはわかります。では、そのような問題がなければ、どう答えるべきか。もしも適切な知識があれば、自分の健康のみならず体質の似た家族や親戚の健康維持にも役立ちます。

３　お酒の歴史

アルコールの歴史は古く、例えば約４０００年前エジプトでピラミッド作りの労働者へのサラリーはビールであったといわれています。お酒には、さらに古い歴史があります。中国の湖南省で紀元前７０００年ごろと思われる陶器片を分析したところ、米・果実・蜂蜜などで作った醸造酒の成分が検出されたという報告があります。いまのところ、これが考古学的には最古の酒と考えられているようです。

ちょうどこの地域には、長江文明といって、中国の大河である揚子江の南の地方に、有名な黄河文明より古く日本人とも関わりが強い文明があったことが確認されています。稲作文化を特徴とした、当時としてはとても高度な文明でした。西洋の定める四大文明

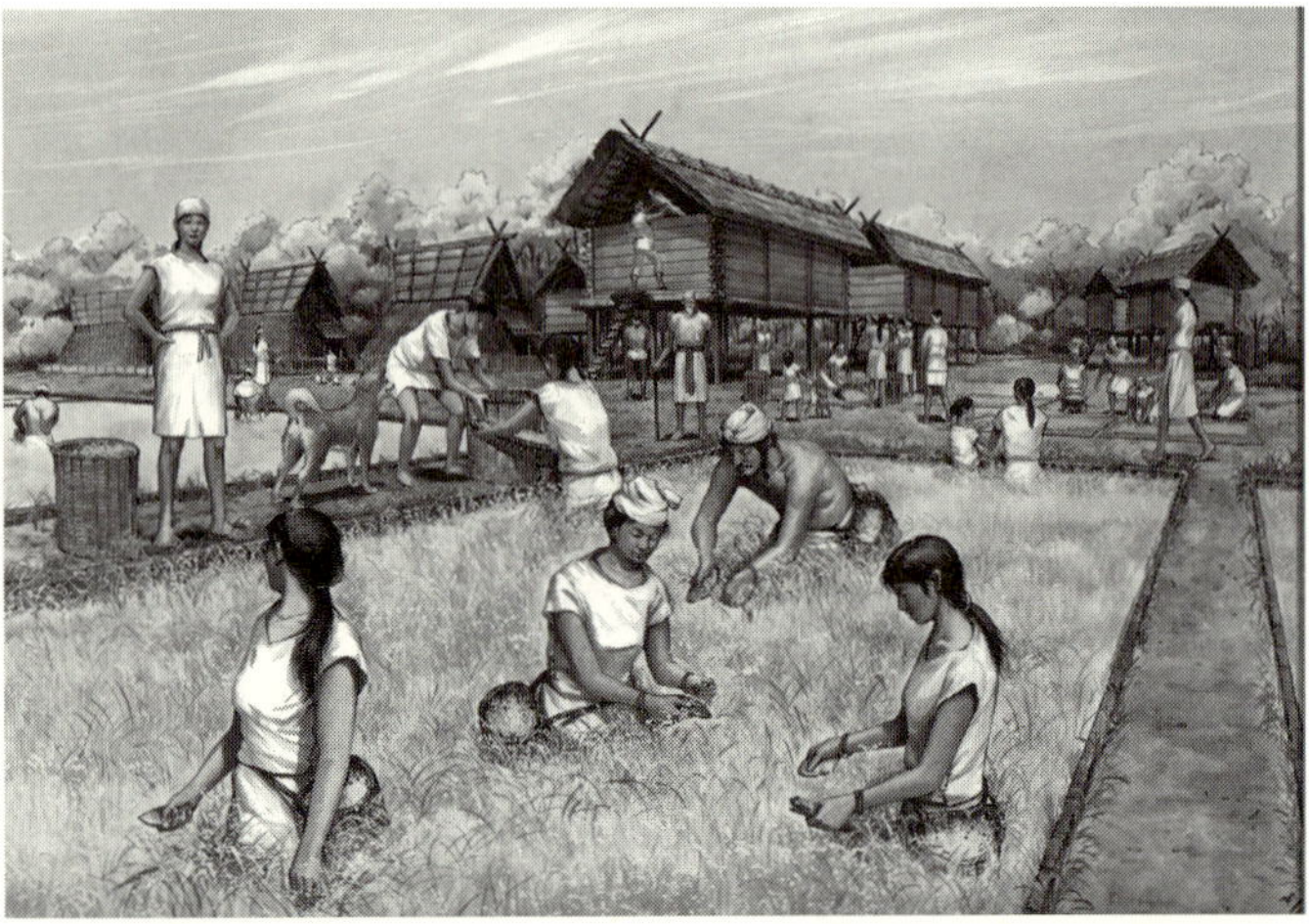

長江文明や高床式の関係が理解できる。米カビは毒となり肝臓がんなどになりやすくなる。湿気から米や大事なものを守るために長江文明では高床式が採用されており、現代でも日本を含めた稲作文化の地域にはその文化が残っている（当時のイメージ図）　イラスト 七宮賢司

には属しませんが、それらよりもはるか昔に、世界で初めて人工的に稲が栽培されたことがわかっています。その地域では、お米からお酒も作られていたようです。

実は長江文明を作り、この地域に暮らしていた人々が日本人のルーツである弥生人と深い関わりがあることがわかってきました。**遺伝子から考えるとその遺伝子を受け継いだ弥生人はお酒には弱く、少しのお酒で顔が赤くなる人が多かったと考えられます。**

酒の歴史は面白そうですね。少し覗いていきましょう。

4　神話・ヤマトタケルと熊襲《クマソ》

私は、熊本県の人吉市という球磨《くま》焼酎で有名な地域の出身です。古くは熊襲《くまそ》といって、日本の記紀神話に登場する九州南部に本拠地を構え、大和王朝に抵抗した人々が住んでいた地域付近です。確かに私の親戚も、宴会の席の状況をみると一同酒が強く、赤くなっている人は少ない気がします。

ところで、この地域には酒に関わる有名な神話があります。有名なヤマトタケルの尊《みこと》が、女装しクマソタケル兄弟の寝所に忍び込み、彼らを討った神話です。おそらくヤマトタケルはここでいう弥生人の流れであり、熊襲は縄文人の流れであったかと推測されます。**お酒で赤くなるタイプで文化度の高い弥生人のヤマトタケルが、酒に溺れた縄文人系の熊襲を見事に成敗した神話と考えると、さらに面白く思えます。**

5　知っておきたい酒の良いところ（一般的捉え方）

（1）血糖降下作用

アルコールにはカロリーがあります。しかし、**カロリー摂取にもかかわらず、高いと糖尿病になる血糖値（血液中のブドウ糖の濃度）を、上がりにくくする作用があるようです。**最近、海外だけでなく日本のデータでも、面白いことに糖尿病の新規発症や糖尿病の管理の指標であるヘモグロビンA1Cという1－2ヶ月間の血糖値の平均を表す治療や管理の指標が、飲酒しているグループで改善している報告が数多くあります(2―4)。

その原因は、意外とまだよく分かっていませんが、いくつかの機序が考えられます。例えば、肝臓から全身にもれでる糖分が少なくなり、血糖値が低下する機序などが最も疑われています。また別の理由としては、飲酒後、アセトアルデヒド（飲酒で生じるアルデヒド）の直接の影響の他に、アセトアルデヒドによって生じるヒスタミンやプロスタグランディンなど血管拡張物質が分泌されます。これらのために血管が広がり、赤くなると考えられています。しかし、それは一時的な全身への血流の増加にもなり、多くの細胞に血糖が分配されます。そのために血糖値は低下する機序も考えられます。

このような血糖降下の機序は同じく血管が拡張する運動や入浴でも認められます。意外にも血糖値はアルコールで下がる人も多いようです。ただし、飲み過ぎは良くありませんし、おつまみ等の摂取で血糖値は上がります。また、習慣的飲酒で太りやすくなりますし、長期的には飲酒で血圧は上がりますので、ご注意ください。

体に悪いものの代表として、よく〝酒とタバコ〟と言われますが、実は、酒（アルコール）は意外にも心臓病（心臓を栄養する冠動脈の疾患）の危険因子には入っていません。飲む人が心筋梗塞になりにくいとする公衆衛生のデータもあります。お酒に関して様々な報告があるのですが、実際に心筋梗塞は、西洋を中心とした報告では、少量飲んでいた方が減少するとする事実があります[5]。

報告によってバラツキはありますが[6]、総死亡との関係でも海外のデータによると、アルコールの適量は、男性であれば、おおよそ一日25g以内、女性で20g程度が適量とされ、**国が音頭取りをしている健康増進の指針である健康日本21でも、「節度ある適度な飲酒」は1日平均純アルコールにして約20g程度とされています。**これは5％ビールで４００cc程度（コップ1杯を２００ccとすると、5％のビールで80カロリー程度）になります。

カロリーのあるアルコールですが、血糖値の平均値の指標であるヘモグロビンA1Cの低下作用や、あるいは糖尿病の新規発症が抑制される海外の報告もあるのです。(2―4)

わが国の糖尿病治療ガイドラインでは、糖尿病の患者さんは、以前は飲酒は絶対禁止とされていましたが、最近は糖尿病管理に影響しない程度の適量は認められています。しかし、適量の基準が外国の文献を参考にされており、はたして日本人に多いお酒で赤くなる人に当てはまるかどうかは、よくわかっていません。

我々は以前、心臓の筋肉を栄養する冠動脈という血管の血流不足で生じる狭心症や糖尿病へのアルコールの影響に興味を持っていました。そこで患者指導のために承認を受けて、アルコールが血糖値にどのように作用するのか研究倫理委員会を通して施行しました。

対象は、日頃飲酒されておられる血糖値が高めの男性の入院患者で、飲酒で血糖値がどう変化するか調べたいと希望があった13症例です。アルコールを食前に飲んだ時と飲まなかった時の血糖値の経過を調べました。連日同じ内容同じカロリーの夕食を食べてもらい、その経過をアルコール分9％250cc（約158カロリー）の水割りのウイスキーを飲まない時と飲んだ時で比較してみました。なんと、カロリーがあるはずのアルコールを飲んでもらった方が、1時間値も2時間値も有意に値が下がりました。インスリン分泌に関

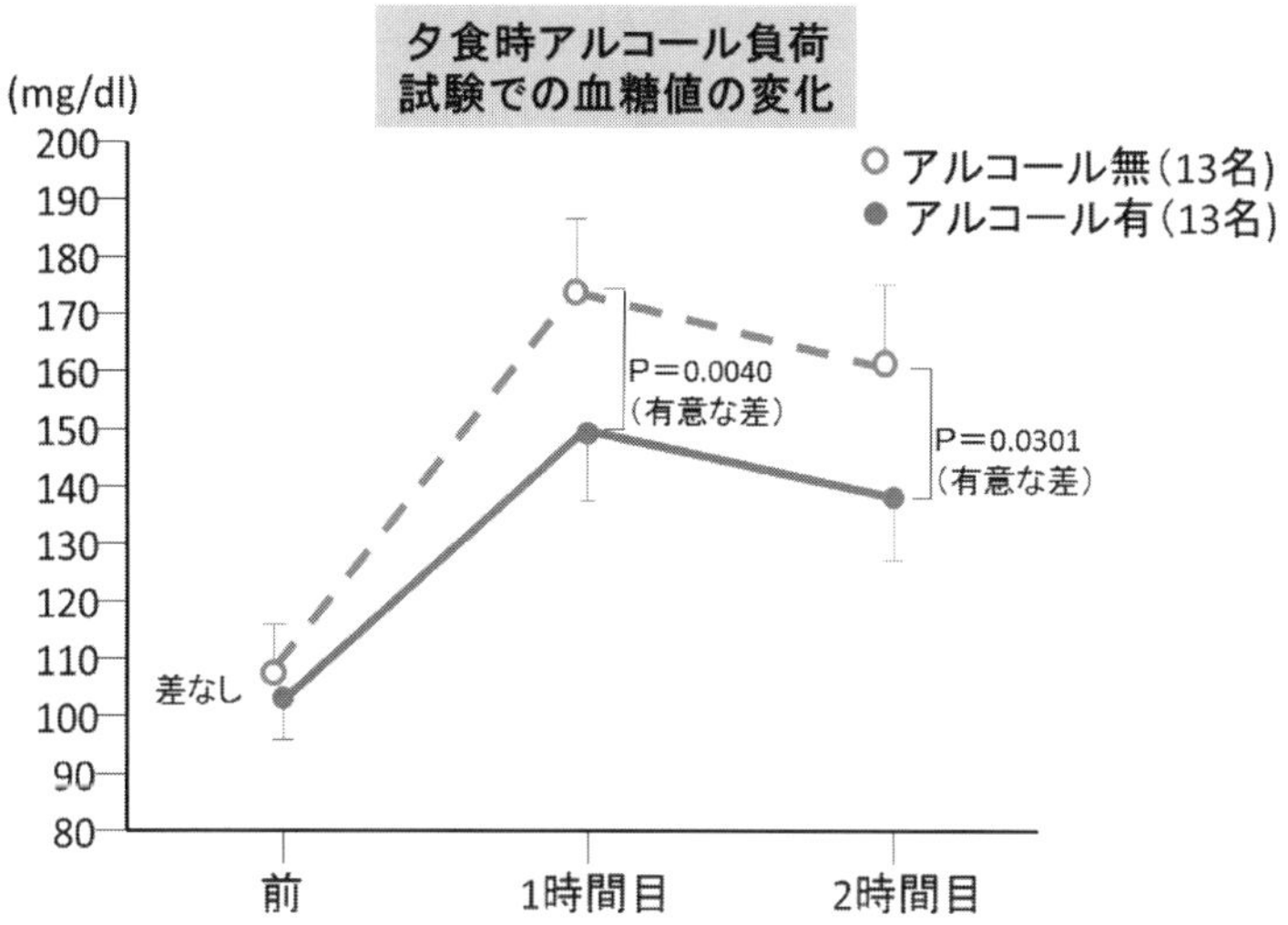

同一人物で同じ内容の夕食にアルコール 22.5g のウイスキーを、飲まない時と別日飲んだ時で比較。アルコール飲酒時の方が、血糖値は１時間目、２時間目ともに低下していた。

しては変わりませんでしたが、カロリーを余計にとったのにもかかわらず血糖値は下がったのです。時にアルコールはエンプティカロリー（カロリーがない？）と表現されることもあるくらいです。

他にも血糖値改善の報告は多く認められます。医学でもまだまだ分かっていないことは多くあります。最近、Fukuoka Diabetes Registry という遺伝子、アルコール摂取と糖尿病の関係を調べた研究で、糖尿病の患者さんに関してお酒の摂取状況を含めた大変興味深い公衆衛生学的研究結果が報告されています。[4] 飲酒している人たちの群で、血糖値の1ヶ月から2ヶ月の血糖値の平均を表す値HbA1c（ヘモグロビンA1c）が、飲酒していない群より値が良かったのです。さらなる今後の研究結果が待たれます。

（2）飲酒で減る疾患と増える疾患

さきほど述べたように、海外では飲酒している人のほうが、心筋梗塞の発症率が低下していると報告されています。[5] 脳梗塞も少量であれば、抑制効果があるようです。[6,7] ただし、**慢性飲酒で血圧は上がりますし、**[8] **脳出血もそれに伴い増加します。**[9] また外国人と日本人では、アルコールへの望ましい対応は異なると考えられます。

日本を含む東アジアにおいては、お酒に弱い人、すなわち少量のお酒で赤くなる人が、4割もいます。[1,10] お酒を飲んで赤くなる人とならない人では、お酒に対して対応能力が全く異なります。[10] よってお酒で赤くなる人が、お酒を飲んでいいのか、どれくらいまでいいのかは、正確な報告はありません。しかし、飲めない人、すなわち一般でいう下戸の方は無理して飲んでもいいことはありません。

６　お酒で赤くなる理由

我々の周りにはお酒を飲んで赤くなる人もいれば、赤くならない人もいます。お酒で赤くなる人は血のめぐりが良く健康であるという考えは、誤りです。また、お酒は鍛えれば強くなるとか思い込んでいる人も多いようですが、実はそうではなく、**お酒に強いかどうかは基本的にお父さん、お母さんからもらった遺伝子によって決定されます**[1]。

それでは、アルコールの分解機序をみてみましょう。

飲んだお酒はまず、アルコール脱水素酵素（ＡＤＨ）によりアセトアルデヒドまで分解されます。通常、お酒を飲んで溜まったアセトアルデヒドは、アルデヒド脱水素酵素（ＡＬＤＨ２）により酢酸まで分解され、無毒化されます。ただアセトアルデヒドが多く溜まると、アセトアルデヒドの直接の作用の他、関連して分泌されるヒスタミンやプロスタグランディンなどで血管拡張が生じ、顔が赤くなったり、動悸がしたりします。さらに、アセトアルデヒドには毒性があります。そのため、ひどい時には頭痛や動悸、そして二日酔いにもなります。

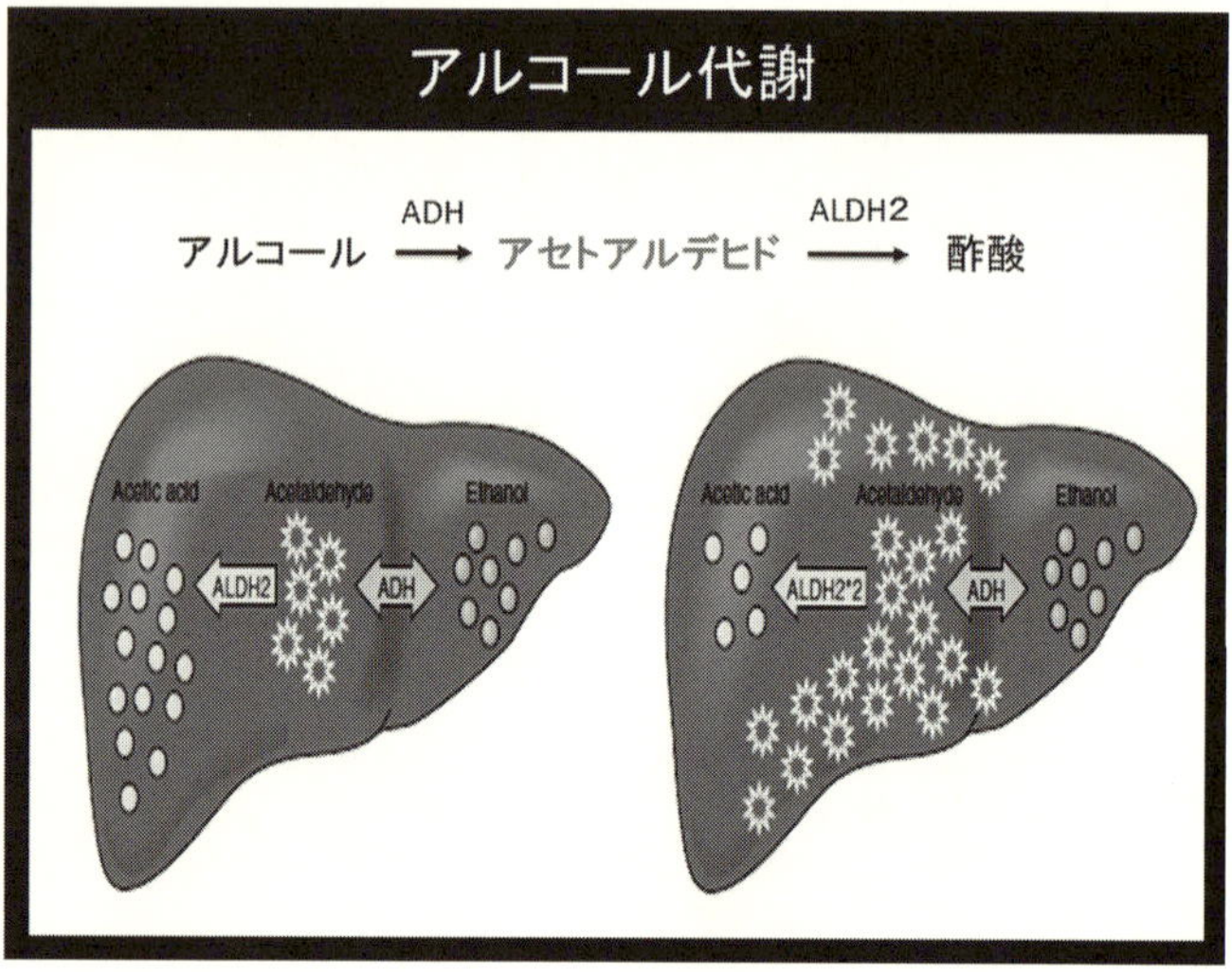

アルコールは ADH（アルコール脱水素酵素）により、アセトアルデヒドに分解され、さらに ALDH2（アルデヒド脱水素酵素 2）によって無毒化され酢酸まで分解される。アセトアルデヒドは有毒であり、そのために赤面、動機、頭痛や気分不快、二日酔いなどの身体障害が生じる。

お酒で赤くなる人も、遺伝子的にはＡＬＤＨ２がヘテロといって、両親からそれぞれもらった２つの遺伝子のうち一方が不活性型のタイプです。この場合、酵素活性は半分になりそうですが、実際には、ＡＬＤＨ２が４量体（４つが組み合わさって機能する形態）で作用することもあって（１／２）の４乗、なんと約１／16の活性に低下します。

ホモ、すなわち両親からもらったそれぞれのＡＬＤＨ２遺伝子が両方とも不活性型で

あれば、酵素活性はほとんどありません。すなわちアセトアルデヒドを代謝（分解し無害化すること）できないことになります[10]。ホモタイプは全くお酒が飲めない、飲んだら気分が悪くなる人たちなので、現実にはお酒は飲まずに過ごし、その少ない頻度からもお酒の害が出る患者さんは少ないと考えられます。

ヘテロタイプには適当に飲める人が多いので注意が必要ですが、そのような人を対象に飲ませるような研究はできませんので、実際にはお酒への明確な対処法は医学的にもまだ確立されていないと言っていいでしょう。

日本人のようにお酒で赤くなる人種は、実は、東アジア人以外には世界中で認められません[1,10]。日本人、特に酒で赤くなる人には、欧米のデータは参考にならないのです。

７　知っておきたい酒の注意点

（1）アルコール依存症

ご存知のように、アルコール依存の患者さん方は依存物質であるアルコールを辞められ

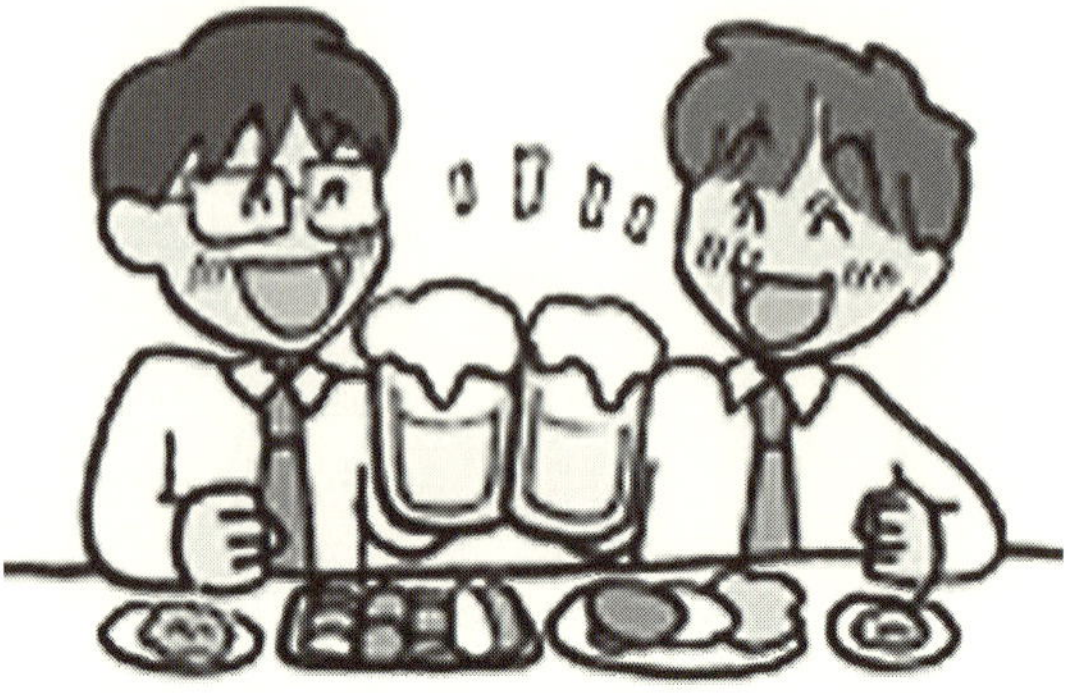

ないという難しい問題点を抱え、日々異常な欲求と戦っています。またその家族も、負担と心配で悩まれているという状況もあります。この問題がある方々は、絶対禁酒する必要があります。私はアルコール依存の専門ではありませんので深くは触れませんが、**喫煙を同時にやめるほうが成功率は上がるようです。**

（2）肝機能障害

飲酒は肝機能を障害し、時にはアルコール性肝障害や肝硬変や肝臓がんを生じます。

（3）がん

アルコール自体にも発がん性が認められる報告があり、食道がん、肝臓がん、乳がん、大腸がんなど、様々ながんが飲酒と関係しています。さて、どうして食道がんや咽頭がん、喉頭がんなど食べ物の通る所でがんが発生しやすいのでしょうか。ここには、いくつかの理由が考えられます。

お酒を飲むと、喉や食道にいる常在菌がアルコールを分解して、その組織でアルデヒドの濃度がさらに高まり、この領域でアルデヒドによるがんがよく発生することになります。

さらには、酒を飲むとタバコを吸いたくなる人が多くいますが、咽頭や食道などはタバコの煙が濃度の高い状態で通りますので、煙の中のアルデヒドを介するがんがより発症しやすくなります。いわゆる酒とタバコの相乗効果です。昔から〝酒とタバコ〟が体に悪いと言われるのは、このためと考えられます。

お酒で増えるがんですが、幸いにも禁酒により口腔がん、咽頭がん、食道がんなどは発症率が低くなることが分かっています。ご承知おきください。

（４）冠れん縮性狭心症（心臓を栄養する動脈の痙れんによる狭心症）

私たちの専門である心臓や血管病についてお話しします。

冠れん縮性狭心症という日本人に多い狭心症をご存知でしょうか。冠動脈という冠状に心臓を栄養する大切な血管が、突然にけいれん（れん縮）を起こして生じる狭心症です。

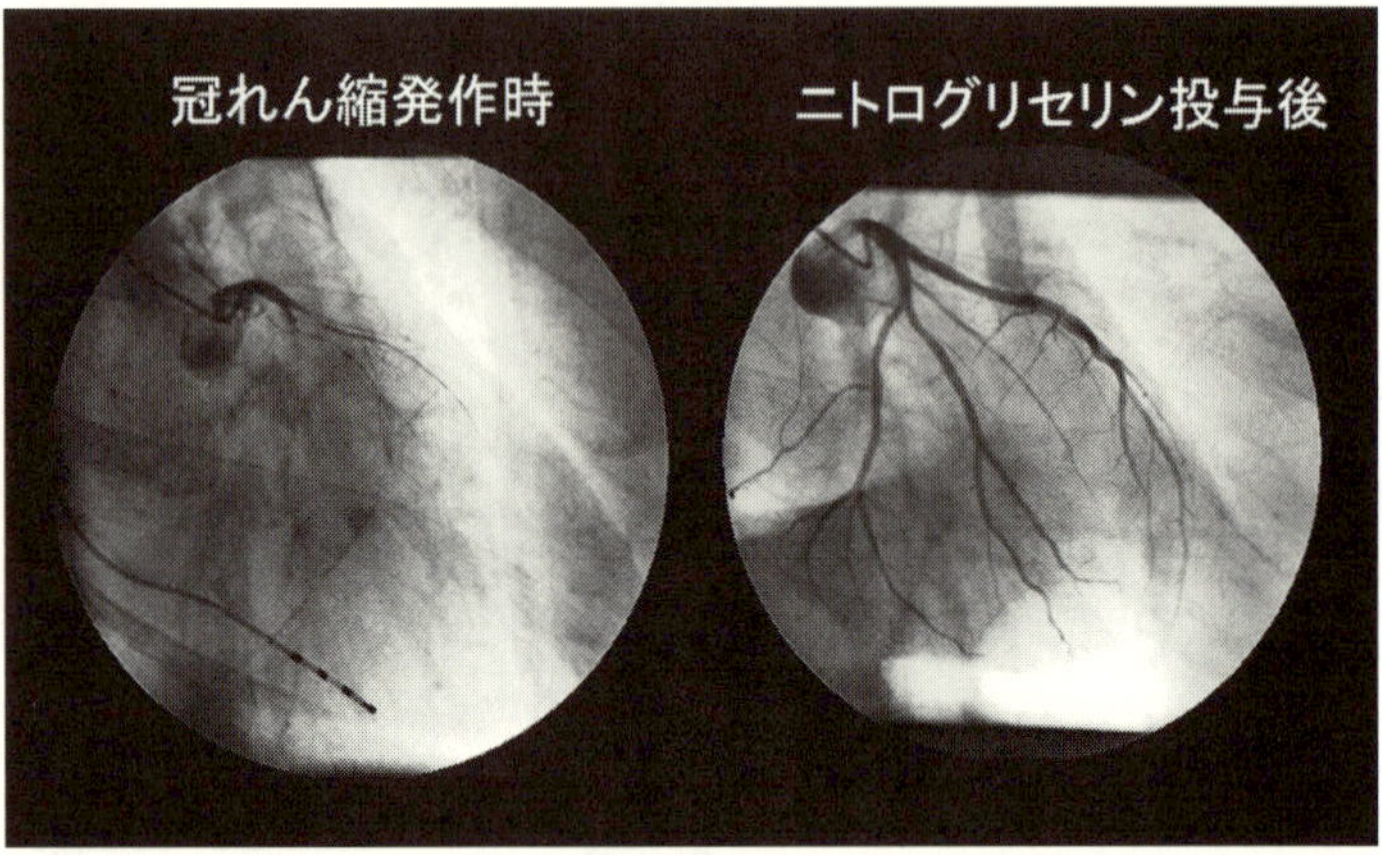

左は冠れん縮が冠動脈全体に強く生じており、心臓の筋肉の血流不全が生じています。右はニトログリセリンにて冠動脈のけいれん発作（冠れん縮）が解除された状況。通常の、発作のない状況です。

日本人の狭心症の患者のおよそ半分が、この病気を有しています。このために突然死や心筋梗塞に至ることもあります。[11–15] 心臓の血管造影の典型が上の写真です。

　最近我々は、お酒で赤くなる人にこの病気がとても多いことを報告しました。特に日本人では、この冠れん縮がさらに死亡率の高い心筋梗塞の原因に大きく関係していることも、初めて報告しました。これについて、詳しくは第3章で説明します。この患者さん方には、飲酒で発作が起こる冠れん縮性狭心症の患者さんも多くおられます。[16,17]

アルコール誘発性冠れん縮という病気

です。深酒した後の酔い覚めあたりで、冠れん縮の発作をよく認めます。酒とタバコが重なるとさらに発作が生じやすくなりますので注意が必要です。

受動喫煙のある飲食店での飲酒と喫煙は、この点から健康上望ましくないと考えられます。

（５）骨の障害

飲酒によって、大腿頸部壊死という大腿骨の根本のところの骨が腐ってしまう病気や、骨粗しょう症という骨がスカスカになり折れやすくなる病気などが増加することがわかっています[18]。お酒が大好きな、ある大物女性歌手もこの病に悩まされたことはよく知られています。

気分が悪くなる程度の飲酒や、タバコの煙を同時に吸ってしまう場所での飲酒は、たとえ急な変化は感じなくとも、後々アルデヒドの害が強く出ます。**タバコと酒がアルデヒドを介してダブルパンチで相乗的に体を蝕んでしまうのです。最も注意喚起が必要な条件です。**

（6）神経障害

アルコール性末梢神経障害は、手足の末端にしびれ感、痛み、脱力、筋萎縮をきたします。

有名なウエルニッケ脳症という脳の障害では、無欲状態になって、眼球運動障害（眼があまり動かなくなる）、眼振《がんしん》（眼球がリズミカルに動く）、失調性歩行（酔ったようにふらふら歩く）などが起こります。多量飲酒によるビタミンB１などの欠乏症を伴っていることもあります。

第2章　危険なアルデヒドとその解毒酵素の話

1　アルデヒドとは

アセトアルデヒドがお酒の代謝に関わることは述べましたが、アルデヒドと呼ばれるものは数多くあります。

アルデヒドは、分子内に、次頁の図のように炭素に酸素と水素がくっついた型の分子構造を持っている有機化合物の総称です。一般式はR－CHOで表されます。これらの分子は、電子の配置がとても不安定な構造を有しています。そのために**アルデヒドは周囲から電子を奪い、相手には水素イオンを与え安定化しようとし、そこに酸化現象（周囲に悪影**

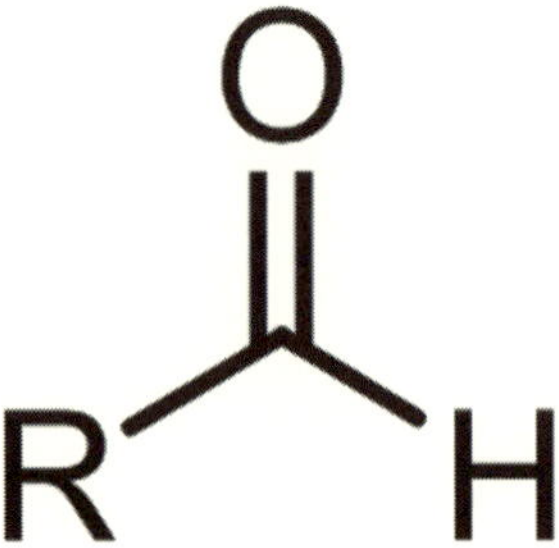

アルデヒドとは、アルデヒド基と呼ばれる分子構造を持っているもの。炭素が二重構造で酸素と結合し、そしてさらに炭素が水素と結びついている構造です。

響を生じる電子のやり取り）、簡単にいうと錆びる現象が生じます。この点が、活性酸素や酸化ストレス（活性酸素によって生じる細胞への負担、障害）と共通する点で、周囲を酸化させ臓器障害を引き起こす原因となります。玉突き状態で周囲の分子を酸化させる反応を起こすのです。人は、酸素を吸って、血液を介して細胞に運び、その中で酸素と電子のやり取りを行い、生きるためのエネルギーを作り出しています。そのやり取りの中では、必ず害性のある活性酸素が生じてしまいます。このために生物は寿命という運命を背負うことになります。

　アルデヒドと酸化ストレスは同じ穴の狢《むじな》であり、連鎖的にラジカル反応（電子を奪う反応）を起こし、組織や血管、ＤＮＡや遺伝子に影響を及ぼします。これによりがんを発症したり、血管障害や老化現象、痛みにも関与する炎症（痛みや発熱の原因）を引き起こします。

また、一般の方には「糖化」として聞かれたことがあるかもしれませんが、AGEという糖尿病合併症の中心的現象も同じような機序です。糖化とは食事などで摂った余分な糖分がタンパク質と結びついて、細胞を劣化させること。これが進むと、シワ、シミや臓器の障害につながります。わかりやすく言うと解剖で組織固定のために使う有名なホルマリンですが、これはホルムアルデヒドが水に溶けたもので、架橋構造（糖化と同様に、アルデヒドでも生じる体の組織の終末像。老化や糖尿病でよく生じ、発見者の名前をとってメイラード反応とも呼ばれる。橋の架橋構造に似ておりこう呼ばれるが、組織としてはもう機能しなくなった状態）を形成して固定する効果があります。生体にとっては、全身組織の機能不全を生じる原因物質になるのです。このアルデヒドで生じる架橋構造は、時間とともに多くの疾患や老化、神経障害、臓器の機能不全につながっていきます。タバコの害の機序にもつながります。よって、**糖尿病で喫煙をする人は、動脈硬化などの臓器障害が生じやすくなります。**

アルデヒドには多くの種類があり、臭気を伴います。新築の住居などで生じる倦怠感、めまい、頭痛、息苦しさなどの体調不良をシックハウス症候群といいますが、この原因として最も有名なのがホルムアルデヒドです。アルコール代謝で発生するアセトアルデヒドは二日酔い、肝臓がんなどの原因になります。

そしてタバコの煙にはこれらのアルデヒドが多量に含まれる他に、アクロレインなど数多くのアルデヒドが含まれています。**これらアルデヒド類には発がん性が確認されています。**他にも例を挙げると、プロピオンアルデヒド、クロトンアルデヒド、ブチルアルデヒド、グリオキサール、メチルグリオキサールなどがあり、タバコの香りづけとなっている芳香族アルデヒドを含めると、正確には数え切れないほどの多くのアルデヒドを含んでいるのです。

2　アルデヒド代謝に影響を及ぼす因子

年をとると酒に弱くなるとよく聞きますが、これは年齢とともに持っているＡＬＤＨ２の活性が低下するためです。

生体は、生命の営みを行うために食べ物を摂り、酸素を吸ってエネルギーを作り出し、不要なものを処理します。これが代謝といわれるものです。細胞の中でその代謝が行われる場所が、ミトコンドリアという細胞内のエネルギー産生工場です。ミトコンドリアは、高校時代に学んだことを思い出す人が多いでしょうが、もともとは酸素が大好きな細菌が、酸素を嫌う細菌に中に入り込んで共同生活を始めたものです。これが多細胞生物の始まりです。我々多細胞生物の画期的な進化の歴史上でも主役を演じたのがこのミトコンドリアという細胞内器官です。初期の生物は、酸素を使ってミトコンドリアで代謝を行い、それまでの無酸素でのエネルギー産生システムとは比較にならない膨大なエネルギーを得られるようになりました。

我々が酸素を必要としているのは、細胞の営みのためにミトコンドリアが酸素を必要としているからであり、その酸素を使って食べ物を酵素で低温で燃やしてエネルギーを得ています。

ただし、酸素を使って代謝を行うことで、活性酸素やアルデヒドの発生により、我々生物は寿命という運命を背負うことになったのです。よって**ミトコンドリアは、代謝を行うだけでなく、我々の寿命や老化や臓器障害のカギを握っているきわめて重要な器官といえます。**そこに今回のテーマであるアルデヒドや活性酸素、そしてＡＬＤＨ２が存在し、細胞の営みの大切なバランスをとっているのです。

物を燃やすと活性酸素やアルデヒドが発生します。ミトコンドリア内で、抗酸化物質やＡＬＤＨ２の作用でこれらに対処できるうちは問題がありませんが、年をとったり、病気をしたりで環境から過剰なアルデヒドを取り入れると、代謝能力を上回ってアルデヒドが溜まっていき、老化や臓器障害、簡単にいうと動脈硬化、心筋梗塞、がんなどが発生するのです。

重要なことに、このミトコンドリアの数や機能は年齢とともに低下します。その結果ＡＬＤＨ２の酵素活性も低下し、アルデヒド病にかかりやすくなりますし、当然お酒にも弱くなってきます。

逆にいうと、**ＡＬＤＨ２の活性を保つためにはミトコンドリアをいかに増やすかが重要になります**。このことこそ、健康長寿のために重要な取り組みとなります。「鶴は千年」というように長寿で知られる鳥類は、質のいいミトコンドリアを数多く持っており、活性酸素の発生が少なく体の大きさの割には長生きできる動物と考えられます。加齢医学的には、鳥のミトコンドリアは魅力的です。

ところで、ＡＬＤＨ２の酵素はいくら酒に強い人でも限界はあります。飲みすぎるとＡ

ＬＤＨ２も消費されて減りますし、酒やタバコの飲み過ぎやストレスがかかった状態では、どうしても活性酸素やアルデヒドが溜まり、その対処に必要なＡＬＤＨ２酵素は消費されます。活性酸素やアルデヒドが溜まった状態では、ＡＬＤＨ２の酵素活性が低下してしまい、いくらお酒に強い人でも身体障害が生じます。

３　ＡＬＤＨ２は全てのアルデヒドの解毒に関与

ＡＬＤＨ２は、アセトアルデヒドのみならず全てのアルデヒドの代謝に関与しています。

アルデヒドの種類はアセトアルデヒドだけではなく、多くのアルデヒドが体内、体外に存在します。これらのすべてを無毒化するために、ＡＬＤＨ２がほぼ単独で頑張っています。実は、生物の歴史上重要な酵素なのです。

これがないと特に、ミトコンドリアの脂質の代謝の際に毒性のあるアルデヒドが蓄積しやすくなります。ミトコンドリアにとって最も重要なエネルギー源は脂質であり、これを燃やしてエネルギーを得る際には、どうしてもアルデヒドが発生します。このアルデヒドを消去するために、ＡＬＤＨ２が備わったと考えられます。よって、お酒で顔が赤くなる人は害のあるアルデヒド類を消去する力が少ないため、できるだけ毒性の強い外因性のアルデヒドを避けることが重要です。そうしないと、食道がん、咽頭がん、喉頭がん、肺がん、そして冠れん縮性狭心症、心筋梗塞、血管障害、骨粗しょう症、パーキンソン病などの多くのアルデヒド病を発症しやすくなります。[10] これらをどう予防対処するかが重要となります。お酒で問題となるのはアセトアルデヒドですが、**日常生活では、これらの外因性の強いアルデヒドを数多く含むタバコの煙が最も問題です。**

4　アルデヒド脱水素酵素（ＡＬＤＨ２）と人類史

先に述べたように、ＡＬＤＨ２の活性低下は歴史的な意義を持っています。この遺伝子変異（お酒で赤くなる）の分布は稲作地域と一致しています。[19] 稲は今からおよそ７０００年前に揚子江（長江）の南で初めて人工的栽培がなされたと考えられます。

安田喜憲先生らが、年稿法（湖などの堆積物を年代別に分析する方法）という特殊な方法を

ＡＬＤＨ２異型遺伝子の分布と頻度

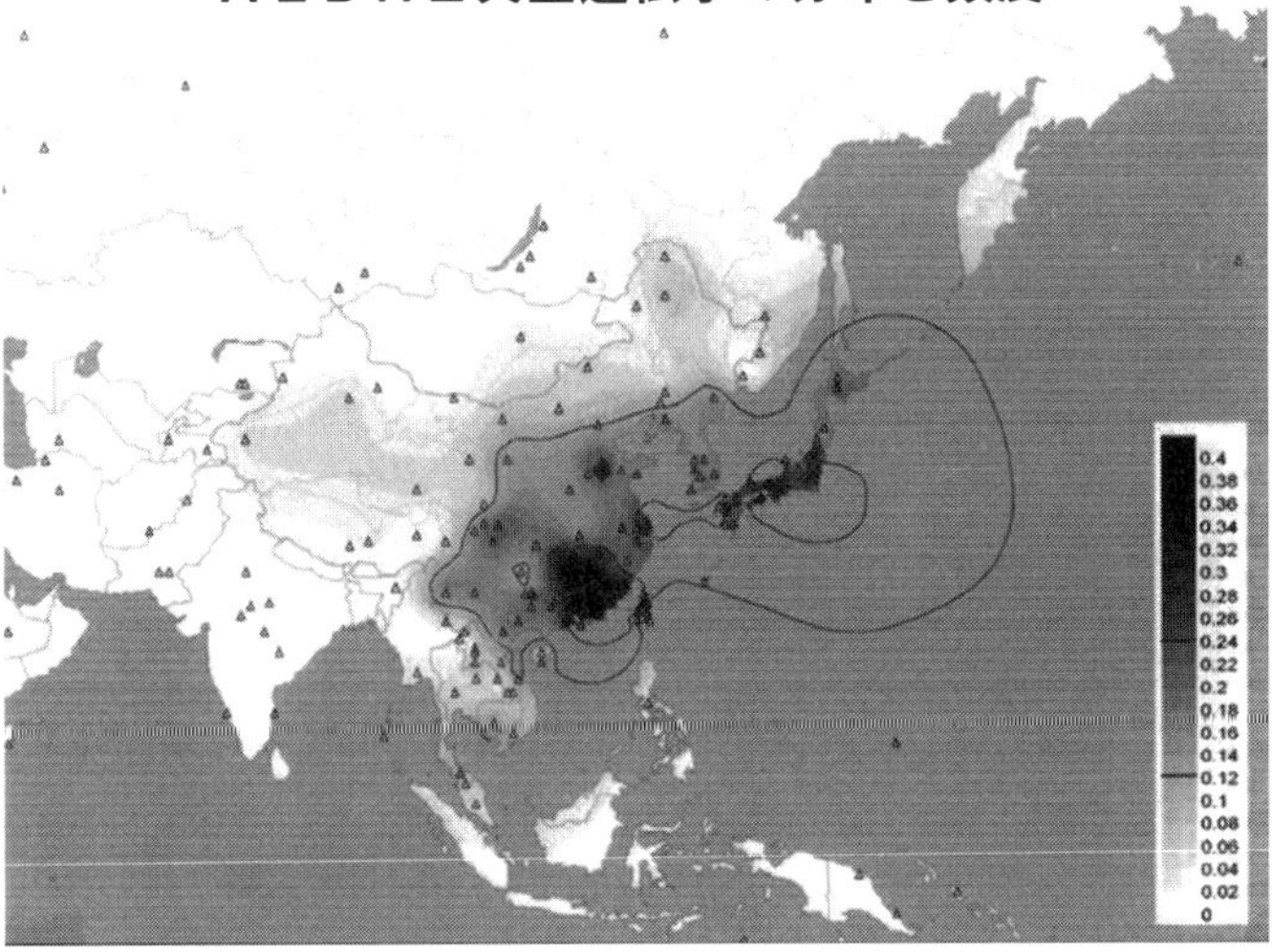

黒の濃度が高いほど、ALDH2 不活性型の遺伝子分布の頻度が多い地域。揚子江（長江）の南側がもっとも濃度が高い。日本も同様に頻度が多く、およそ人口の 40％が ALDH2 不活性型遺伝子（お酒で赤くなる人、お酒に弱い人）になります。東アジア以外にはこの遺伝子型はみとめられません。　(Li H et al. Ann Hum Genetics 200973:335)

用いて、稲作の人工栽培の開始時期を正確に確認され、これらの文明を長江文明として各種書物で発表紹介されています。[20,21] 読んでいてとても面白く、日本人のルーツ、弥生人の由来を見事に説明されておりお薦めします。

　このＡＬＤＨ２不活性型遺伝子の世界的な分布については、いくつかの論文で確認されています。[19,22] お気づきでしょうか。**この遺伝子分布は、稲作文化と一致し**

ているのです。 私たちは、そこに医学的、さらに遺伝子学的に考えるとその特殊な遺伝子、ＡＬＤＨ２不活性型の存在意義があったと考えています。私の師匠である泰江弘文先生は、多くの書物を読まれた後にこのことに気づかれ、医学的立場で考察を加えて私たちに教えて下さいました（あとがき参照）。

５　感染症（原虫、アメーバー赤痢など）とＡＬＤＨ２不活性型遺伝子

稲作を行う水田地域には畑と異なり水が豊富にあり、糞便なども肥料として使用することで感染症、即ち水を好む原虫やアメーバー赤痢などの病原体が豊富に存在するようになります。赤痢やミトコンドリアを持たない原虫といった病原体に侵され、下痢や嘔吐、多くの感染症を引き起こします。

長江文明の時代は、これらの病原体に対する薬や知識はもちろんありません。この地域には、現代では想像できない病原体との戦いの歴史があったはずです。多くの人がこれで命を落としたはずです。そこで生体にある変化、進化をもたらしたのがアルデヒドを使っ

た生体防御機構であったと考えられます。
病原体の侵入経路に毒素であるアルデヒドがあれば、これらは侵入しづらくなります。つまり**毒物であるアルデヒドが、ミトコンドリアのない病原体、即ちアルデヒド消去能力や抗酸化物質を持たない病原体が生きていけない状況を作ります。そこに、アルデヒドが溜まりやすい体質、簡単にいうとアルデヒドを代謝できない遺伝子の生物学的意義があったと考えられます**。

我々の考えを支持する事実が他にもあります。面白いことに、原虫やアメーバー赤痢の治療薬を飲むと、今までお酒に強かった人が急にお酒を飲めなくなるのです。要するに、お酒に弱い人は、原虫治療薬を初めから飲んでいるようなものです。これは、感染予防の点からすごく有利なことになります。ある意味、その時代に生まれた画期的な新型遺伝子だったのです。これがＡＬＤＨ２不活性型遺伝子の最大の存在意義だと考えます。

さらに面白い話があります。ある原虫治療薬の講演会の懇親会の席で、この治療薬を飲んだお酒が好きな人々が急にお酒を飲めなくなり、気分が悪くなったそうです。これは、この原虫治療薬がアルデヒド代謝を抑制しているからです。また、その副作用を逆手にとって嫌酒薬が開発されたようです。

口、のど、食道はタバコの煙やお酒によるアルデヒドの関与するがんの好発部位になっています。この領域は、害虫の侵入経路にも当たります。我々日本人のルーツでもある弥生人、簡単にいうとお酒で赤くなる人の祖先は、世界で初めて人工的に稲作を始めましたが、水田地域の感染症に強く、はやりの病から生き延びる利点を発揮した進化型の遺伝子を獲得したと考えられます。これは、お酒で赤くならない遺伝子より優秀な遺伝子だったのです。稲作地域でこの遺伝子が生き残った意義がご理解いただけたかと思います。

長江文明は、もともと女性中心の文化だと考えられています。高度の稲作文化を伝え、病気にも強く、天気や天候を予測する力のあるリーダー的存在の女性、それが卑弥呼だったのではないでしょうか。

この遺伝子は揚子江（長江）の南を起源としており、日本、中国、台湾、韓国などを中心にこの遺伝子を持った人びとが多くいます。特に中国の揚子江の南に多いのですが、現在、全世界で約5億6000万人、世界の人口では約8％の方々が、このタイプの遺伝子を持っておられます[10]。現在知られている遺伝子関係の疾患で最も頻度が高くなっています。後述しますが、東アジア人にとってアルデヒド病と考えられる病気の種類はとても多いのです。もしもアルデヒドの関与する多くの病を防ぐことができれば、対象者が多く、またアルデヒド関連疾患も多いことから、医学的に意義が大きいと考えられます。

お酒で赤くなる遺伝子は、実は有利な点も持った遺伝子です。ＡＬＤＨ２の活性低下を代償として、健康長寿に大切な抗酸化作用や他の因子で補っているためか、韓国の男性で90歳以上の長生きをしている人にはＡＬＤＨ２不活性型遺伝子の人が多いことがわかってきました。また、内臓脂肪が少ない、糖尿病や高血圧になりにくい、糖尿病性網膜症にもなりにくいなど、健康でメタボリック症候群になりにくいと考えられる特徴が認められ始め、長寿遺伝子および肥満が少ない遺伝子として注目されています。[23-25] まだ正確な機序はわかりませんが、**アルデヒドが溜まる分、同種の酸化ストレスに対処する能力がお酒で赤くならない人よりも長けているのではないかとも考えられます**。

ただし、そういう人たちは現代社会に溢れる多くのアルデヒドの害を避ける必要があります。それができれば、お酒に強い人より長生きできる可能性がありそうです。

知っていれば健康長寿、知らなければアルデヒドに侵されやすい。よって処理できないアルデヒドを体内に取り入れないことが重要です。このポイントをお伝えするのが、今回の執筆の最大の目的です。

6　お酒に強いか決定する遺伝子

大まかにお酒の飲める家系と飲めない家系があることは、みなさんも気が付いておられると思います。それを決定する遺伝子は、我々が持っている46対の遺伝子のうち12番目の遺伝子上に、たった一塩基変異の形で生じたものです。具体的には５０４番目のグルタミン酸（Ｇ）がリジン（Ａ）に変化したために、アルデヒド脱水素酵素（ＡＬＤＨ２）の活性が一気に低下することとなったわけです。[26,27] それにより、先に述べたように感染症から免れ、当時優秀な遺伝子として残されたと考えられます。

ＡＬＤＨ２には、大きく分けると２つ（細かく分けると３つ）の遺伝子型があります。この遺伝子型は、メンデルの法則で、母由来と父由来の２つの遺伝子の無作為の組み合わせによって決まります。

お酒に強い白タイプとお酒で赤くなる赤タイプで説明しましょう。父も母も酒で白タイプであれば、その子どもも当然白タイプとなります。これは理解しやすいと思います。いわゆる**白（Wild type）×白（Wild type）は白となり、これが縄文人や欧米人タイプです。**

遺伝子の組み合わせによるタイプ

遺伝子組み合わせ	表現系		日本人での割合
白✖白	＝白	酒に強い　縄文人タイプ	６０％
白✖赤	＝赤	酒に弱い　弥生人タイプ	３５％
赤✖赤	＝赤	酒を全く飲めない完全弥生人タイプ	５％

注）赤は優勢遺伝子

世界中ではこれが主流です。

第二に、父母からもらった2つの遺伝子の組み合わせ上どちらかが赤であれば、赤×白は混成型（Hetero type）となりますが、赤が優勢遺伝子なので、表現型は赤となります。すなわち、**父母どちらからたまたま赤の遺伝子を１つもらったとすれば、赤、すなわちお酒に弱いタイプとなります**。

さらに、**赤タイプ×赤タイプは、もちろん赤タイプ（Homo type）**。**これは、酒が全く飲めないタイプになります**。この分解酵素を持たない人（Homo type）あるいは、酵素活性が低下している人（Hetero type）、この二つの赤タイプを合わせて赤タイプ、ＡＬＤＨ２不活性型と分類します。

繰り返しますが、東アジア人以外では、基本的にお酒が飲めない人、あるいは少量のアルコール量で赤くなる人はいません。**中国にも揚子江の南の地域を中心にＡＬＤＨ２不活性型の遺伝子型は多く残っており、世界の人口の約８％ですが、日本を含めた東アジアでは、およそ40％と意外と多いのです。**[1、10]その意味で、欧米に比べて、日本人には非常にお酒に弱い人が多く、お酒で赤くなる人が多い国だと考えられます。

ただお酒で赤くなるといっても、お酒の強さや量も関係します。よって通常は、コップ一杯のビールを（初めてお酒を）飲んだときで赤くなるかどうかが判断基準としては望ましいと考えられています。ただ中年以降では、多少慣らされて、ＡＬＤＨ２不活性型でも飲酒やアルコールパッチ（アルコールを含んだパッチを貼って、その部分が赤くなるかどうかで判定する安価な判定法。遺伝子判定に比べれば精度は低い）での判定検査で赤くなりにくい人もいます。正確に知るには、できれば遺伝子検査で判定するのが望まれます。

お酒で赤くなる人、ならない人、それぞれに良い点と注意点があるので、どちらの遺伝子タイプがいいとは言えませんが、どちらのタイプでも、ともに良い形で長生きはできると思います。

7　遺伝子はランダマーゼーション（くじ）で決まる。

例えば、お腹にいる子どもが将来お酒に強いのか、あるいは赤くなるのかは気になるところでしょう。必ずしもお母さんと同じとは限りません。たまたま酒に弱い父親の遺伝子が組合わさると子どもは酒には弱い、即ち子どもさんは赤くなる体質になります。赤くなるタイプかどうかは無作為に決定されます。これがメンデリアンランダマイゼーション（偶発的決定法）というものです。あの有名なメンデルの法則に基づき、ＡＬＤＨ２の遺伝子型は偶発的決定方法で決まります。

具体的には、我々は父と母からそれぞれ１個ずつ、合計２つの対立遺伝子（アレル）をもらっています。その組み合わせでＡＬＤＨ２の酵素活性型が決定されるのです。

ここで高校時代に習った減数分裂を思い出してください。生殖細胞形成、すなわち精子と卵子を作る段階で２つのうち１つを無作為に減らします。そしてさらに精子と卵子もまた偶発的に出会いペアーになります。この過程で２度偶発的な現象がありました。これがメンデリアンランダマイゼーションの理由です。２度の自動的なクジで遺伝子型が決まるのです。祈っても変わりません。

そこで注意してほしいのは、妊婦が酒に強くとも、お腹にいる別の遺伝子を持った子どもは強いとは限らないということです。ただでさえ妊娠中の飲酒は禁止ですが、考えてみてください。お酒は20歳になってからと言われますが、それどころか0歳の胎児は、まだ代謝能力も未熟です。胎盤を通過してきたアルコールやアルデヒドが胎児に至ってしまったらどうなるでしょうか。恐ろしいことです。**妊娠中の飲酒は禁止してください。アセトアルデヒドは催奇形性があります。**子どもの白血病やファンコニー症候群（死産を除いた出産件数数百万あたりに10程度の頻度で発生する。主に先天性の重傷貧血を有する疾患）など、命を大きく脅かす血液疾患を引き起こしてしまう可能性も高くなります。[24、25]

8　お酒に強くとも害は生じる

酒に強いといっても、ALDH2の活性には当然限度があります。さらに、強い人が一生強いかと言えば、必ずしもそうではありません。**飲み過ぎれば必ずアセトアルデヒドが**

溜まりますし、年をとれば酵素活性も低下していきます。重要なことは、アセトアルデヒドだけの問題にとどまりまらないということです。アルデヒドは、不安定な分子で周囲の組織と電子のやりとりを行います。アセトアルデヒドから別のアルデヒド類が反応性に増加し、姿を変えて活性酸素類も反応性に増加します。これにより、長期的には細胞や遺伝子が傷つけられて障害が生じます。この悪循環が恐ろしいのです。

たとえば、深酒するとＡＬＤＨ２の酵素は減少します。そこで毒性の強いアルデヒドを多く含むタバコの煙を吸ってしまうと、さらにＡＬＤＨ２の酵素は消費され、アルデヒド健康被害が出る可能性が急増します。すなわち昔から言われる〝酒とタバコ〟が相乗的に悪さをしあって、多くの日本人は、アルデヒド類の影響によるがん、心筋梗塞、肺炎、脳卒中の４大死因で命を落とすことになっています。平成27年度の厚生労働省の発表では、老衰の８・６％を除いた死亡原因は、①がん27・９％　②心疾患15・３％　③脳血管８・２％④肺炎７・２％の順位と頻度になっています。そして２００７年の非感染性疾患（ＮＣＤ）と障害による死亡原因の最大のものがタバコです。２００７年の報告ではわが国の日本人の死亡総数は83万４０００件で、成人死亡の主要な２大因子は、喫煙と高血圧でした。死亡に関与した割合としては、喫煙は12万９０００件（15・５％）、高血圧が10万４

000件（12・5%）となっています[28]。この分母の数からさらに障害による死亡（事故死など）、自殺数、タバコを吸わない年代の数を引けば、有病死におけるタバコの煙の影響度はこれよりもさらに高くなります。

また、アルデヒド害は一つだけの疾患で死亡率を上げるのではなく、多くの疾患の危険性が一つの個体で同時に高まるため、決して無視できません。**アルデヒドの害は、相乗的に将棋倒しのように増加するのです。**だから日本人の死亡原因に大きく関与するのです。残念ながら、日本では医療関係者にもまだこの概念はほとんど知られていません。

なぜタバコが健康に良くないか、ご理解いただけたのではないかと思います。今後しっかり認識して予防策を講じる必要があります。これによって多くの命が救えることに気づいていただけることを願います。

9　妊婦や若い女性はタバコの煙に注意

若い女性に増えている喫煙も大問題です。害はお母さんの血液から胎児に移行します。

タバコの煙に含まれるアルデヒド類

	ホルムアルデヒド	アセトアルデヒド	アセトン	アクロレイン	プロピオンアルデヒド	クロトンアルデヒド	MEK	ブチルアルデヒド
主流煙（μg/本）	7.7	407.9	214.8	35	37.1	7.2	39.7	6.1
副流煙（μg/本）	446.7	1707	952.9	310	177.3	58	188.6	110.8
副流煙の倍数	58.0	4.18	4.4	8.9	4.8	8.1	4.8	18.2

タバコの煙には多くの種類のアルデヒドが含まれ、いずれも発がん性が疑われています。喫煙者本人の口から入る煙より、タバコの先端から出ている煙の方がはるかにアルデヒドの濃度が高くなることに注意が必要です。よって受動喫煙が大きな問題となります。

（※平成11-12年度厚生労働省発表成分表をもとに平均銘柄7種の平均より編集）

タバコの煙はお酒のアセトアルデヒドだけでなく、さらに毒性の強いアルデヒドを数多く含んでいます。たとえ自分では吸わなくとも、受動喫煙でその害が生じます。タバコの煙に含まれるアルデヒドの濃度は、喫煙者が吸い込む主流煙よりも、タバコの先から直接出ている副流煙のほうが明らかに高くなります[29]。アルデヒドの種類で異なりますが、およそ4・8－58・0倍、特にシックハウス症候群など有名なホルムアルデヒドの濃度は、主流煙に比べて58倍と高くなっています。

副流煙は、フィルターを通っていない煙です。それだけアルデヒドなどの

毒物が除去されていない状態です。これが受動喫煙の恐ろしいところです。

おなかの中の子どもがＡＬＤＨ２不活性型であれば、さらに悪影響が懸念されます。妊娠時の喫煙と飲酒は絶対避けなければなりません。社会では妊婦の受動喫煙と飲酒に、もっと注意喚起が必要です。

電子タバコや加熱タバコも、目に見えなくともレーザーを当てると確認できるベープといわれるタバコの煙にメチオグリオキサール、グリオキサールなどのアルデヒド類が多く含まれており、将来の受動喫煙の害が懸念されます[29—31]。

また動物実験では、母体と胎児の組み合わせで、たまたまアルデヒドを全く代謝できないＡＬＤＨ２ホモタイプの母体とホモタイプの胎児の組み合わせの場合、無事に出生できる可能性が低くなっています[24、32、33]。アルデヒドが共通して代謝できない条件では、アルデヒドの影響が強く出て、重篤なファンコニー症候群という子供の血液疾患なども発症率などが高くなります。

そのためにも、妊婦はタバコの煙や飲酒を絶対に避けなければなりません。

第3章　アルデヒドは、冠れん縮と心筋梗塞を生む

本章では、アルデヒド関連疾患についてお話ししていきます。

ＡＬＤＨ２は、お酒を飲む時、アセトアルデヒドを分解するために体に備わっているものではありません。本来ＡＬＤＨ２は体の中のすべてのアルデヒドを代謝するために必要な酵素です。**この作用が足りないと、じょじょに全身の細胞や遺伝子に望ましくない作用が生じてしまいやすくなります。血管が錆びて（酸化され）血管障害が生じます。**

まずはアルデヒドの心血管病代表例である日本人にとても多い冠れん縮性狭心症と、死亡率の高い急性心筋梗塞をみてみましょう。

1　冠れん縮性狭心症

先にも少し述べましたが、冠れん縮性狭心症は欧米人には少なく、なぜか日本を中心とする東アジアに好発する狭心症として有名な疾患です。**夜間から早朝の安静時に突然心臓の筋肉を栄養している冠動脈が痙《けい》れんを生じて心筋に血液が不足し、胸痛などが生じる病気です。時に不整脈も生じて突然死や心筋梗塞が生じることがあります。**昨日まで元気だったのに……と言われる患者さんが原因不明で亡くなるときには、意外とこの病気が潜んでおりそのために夜中に死亡した可能性があります。

この病気を見つけ、診断から治療方法まで確立し、今でもより良き治療のために研究されているのが、冠れん縮性狭心症の世界的権威である泰江弘文先生であり、私たちの師匠になります。詳しくはあとがきで少し述べますが、私たちはこの疾患に、これまで精力を注ぎ込んできました。

私は、アルコールと血糖値の関係の研究をしていた時、研修医時代に初めて経験したアルコール誘発性の冠れん縮性狭心症の患者さんを思い出し、胸痛の原因がお酒にあるので

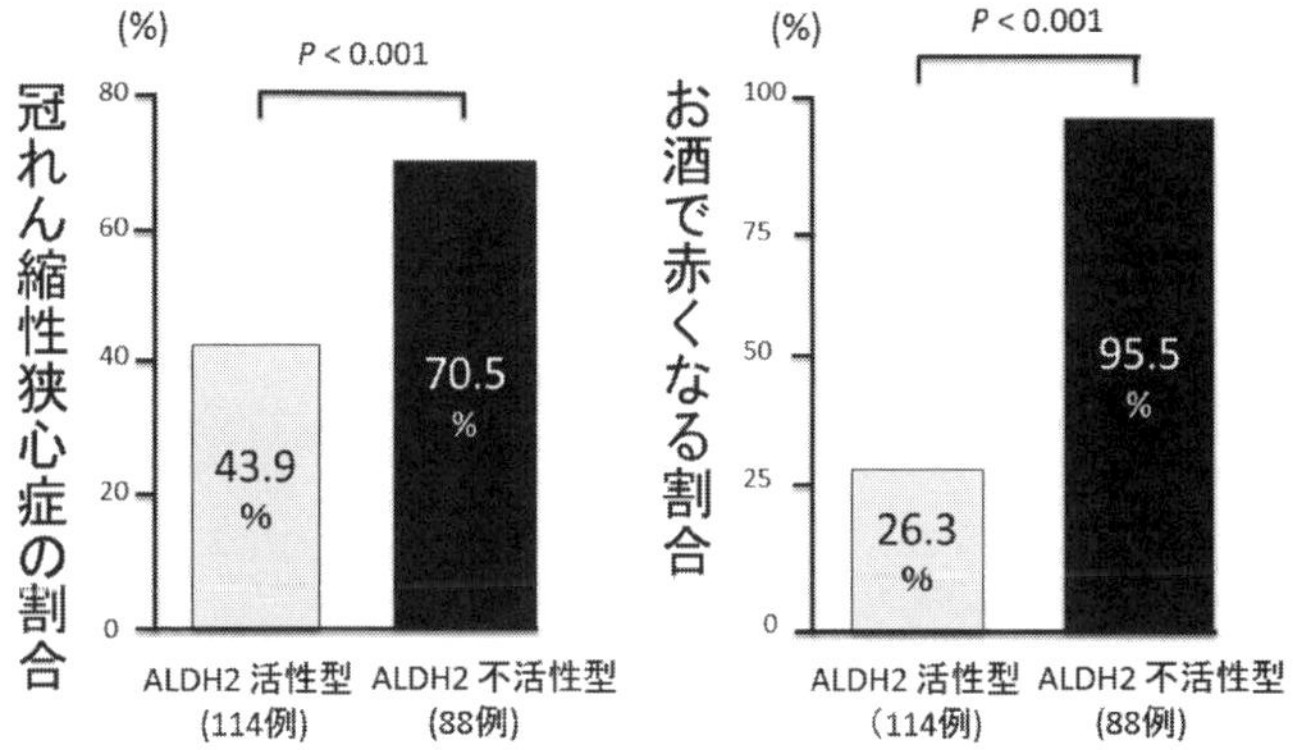

水野ら　サーキュレーション. 2015;131:1665-1673.

当院にて狭心症の疑いで検査を行った人のうち、左のグラフは実際に冠れん縮性狭心症であった人の割合。冠れん縮性狭心症の患者の頻度は、ALDH2 不活性遺伝子型の (お酒で赤くなる) 人では 70.5%と明らかに高確率であり、ALDH2 活性遺伝子型の（お酒で赤くならない）人よりも割合が大きい。

右のグラフは ALDH2 不活性遺伝子型の人が初めてビールをコップ一杯飲んだ時に赤くなったかどうかの質問。約 95%の人が赤くなったと答え、そのうち ALDH2 活性遺伝子型の人で赤くなったと答えたのは、約 26%。したがって、この質問のみで遺伝子型をおおよそ類推できるということになります。

なく、本人のお酒の代謝能力に関係があるのではないかという仮説をたて、研究を開始しました。

その結果、5年ほどかけてそれを裏づける結果が得られ、Circulationという循環器の専門雑誌に報告することができました[34]。そこで、**お酒で赤くなるＡＬＤＨ２不活性遺伝子型の人に冠れん縮性狭心症が生じやすいことを初めて示しました**。なぜ日本人を含む東アジア人にこの冠れん縮性狭心症が多いのか、その大きな理由が理解できて嬉しかったです。

この研究成果によれば、難しい遺伝子検査までしなくとも、ほぼ質問だけでアルデヒド遺伝子型を判断できます。一般の人でも自分の遺伝子型を把握して、それに応じた注意点を確認できますし、さらには対象となる症例が約2人に1人と日本人にとても多いので、臨床的にも社会経済的にもきわめて取り組む意義が大きいと考えらえます。

2　東アジア人に急性心筋梗塞が多い最大の原因遺伝子

ＡＬＤＨ２遺伝子と冠れん縮の関係に研究成果が出始め、自信を持ち始めた平成21年頃に、泰江先生は興奮して我々に告げられました。我々のALDH2研究は〝鉱脈〟に当たっている。我々の研究はとても影響力が大きく意義深いものだ、と。

それまで我々は、動脈硬化や冠れん縮、老化現象は酸化ストレス（簡単にいうと錆びる現象）によって起こると考えていましたが、実際には酸化ストレスといってもなかなか姿が見えないし、雲をつかむようなところがありました。**酸化ストレスとアルデヒド障害は重なり合っており、相互関係を保ちながら病態悪化、老化現象に関わっていることがわかってきました。**アルデヒドや活性酸素は、ラジカル（電子）の不安定さのために酸化現象を引き起こしながら、姿を変えつつ存在していたのです。

繰り返しますが、タバコの煙は数多くの毒性アルデヒドを含んでおり、それらが4HNE（テトラハイドロキシ2ノネナール）やMDA（マロンディアルデハイド）等の毒性の強い反応性アルデヒドなどに姿を変えて様々な病態に関与していることが報告されています[10, 35, 36]。世界の死因第1位の心筋梗塞にも、アルデヒドが大きく関わっていると考えられます。

イギリスのオックスフォードが行なった公衆衛生の研究で、47万1998名（女性56%、平均年齢56・2歳）を前向きに7年間フォローしたものです。そのうち女性146３人と男性3618人が心筋梗塞を発症しました。まず女性を喫煙状況で分けると、非喫煙者からの心筋梗塞は29／15万7200（0・02％）、過去喫煙者320／8万1611（0・39％）、992／2万3083（4・3％）となっており、男性を同様に喫煙状況で分けると心筋梗塞になりやすさは、非喫煙者は、817／10万4720（0・78％）、過去喫煙者980／7万6922（1・3％）、現喫煙者1821／2万5776（7・1％）と、男女共に心筋梗塞の発症には現喫煙者を中心に喫煙の影響を大きく受けていることがわかります。

この英国の報告に比べて、日本人では、喫煙による心筋梗塞の生じやすさは、さらに大きくなるようです。

NIPPON DATA80からの10万人あたり非喫煙者が心疾患で死亡する割合を1とすると、1－20本／日で4・2倍、21本以上の人は、7・4倍死亡率が高くなっていました。

さらにNIPPON DATA 90という研究があります。喫煙と肥満が心臓血管病の死亡へ与える影響を調べるために30－70歳の男性2752名、女性3898名を対象とし、15年間前向きに実施されました。この期間に心臓血管病で亡くなった方は、男性87人（3・16％）、女性61名（1・56％）でした。男性では心臓血管死の87人中80人が喫煙者（現在＋過去）（92・0％）と高率でした。これは欧米人に比べて日本人は、心筋梗塞になった場合に死亡に至る割合が高い可能性があります。さらに、その研究で性差、喫煙状況、飲酒習慣などの項目と比較して危険率を調べたところ、心筋梗塞になる危険因子の倍率を比較すると、現喫煙が3・45倍、過去喫煙が2・04倍と喫煙の危険性がやはり目立っていました。

さらには、我々の論文にした最近の心筋梗塞のデータでも、心筋梗塞になった202名中、喫煙者（現在＋過去）が129名（63・9％）、非喫煙者が73名（36・1％）で心筋梗塞の患者では、一般住民の喫煙者と非喫煙者の割合とは逆転しており、やはり喫煙者の割合が高い状況でした。

心筋梗塞例になった非喫煙者には、お酒で赤くなる人が多い状況でした。患者さんに対する質問では、心筋梗塞症例の56・7％がアルコールフラッシングを認めると言われていましたが、一般でアルコールフラッシングの割合は、通常40％ですので、お酒で赤くなる人は心筋梗塞になりやすいことがわかります。**心筋梗塞の研究結果から考えても、日本人はやはりタバコのアルデヒド害が生じやすい民族のようです。**

ちなみに、日本人で医師から「心筋梗塞」といわれたことがある人の割合は、男性2・7％、女性0・9％、狭心症といわれたことがある者の割合は男性3・8％、女性2・8％

日本人の心筋梗塞症例で冠れん縮を認める割合

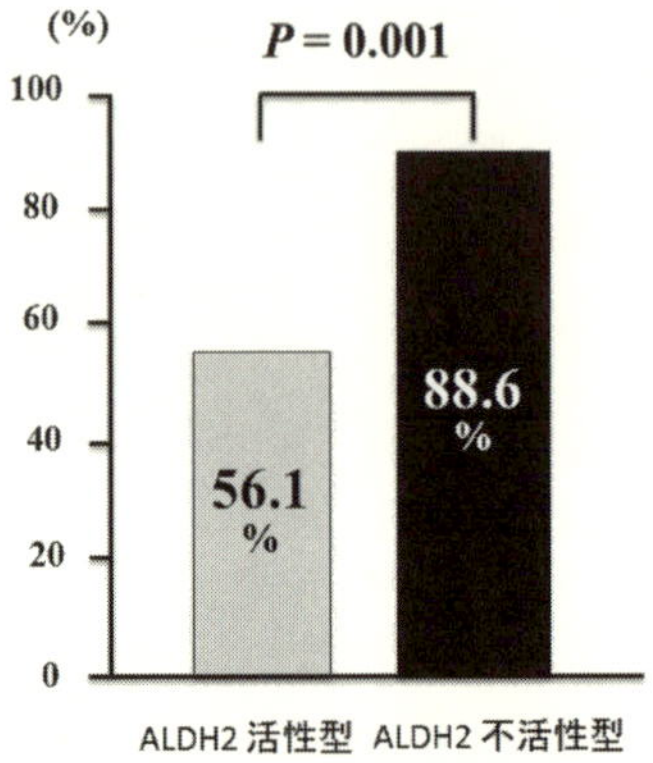

水野ら、アメリカ心臓病学会誌(JAHA). 5(2016)e003426

日本人の急性心筋梗塞ではお酒で赤くなる遺伝子タイプの人が多いが、うち88.6％の人が冠れん縮（冠動脈のけいれん）の病気を持っていた。

となっています。（平成22年国民健康・栄養調査結果の概要　心筋梗塞狭心症 患者数 国民健康・栄養調査（厚生労働省）より）

ただ、救いとなるのは、喫煙者が禁煙すると心筋梗塞の危険が1年でそのリスクは約半分に減り、10～14年で非喫煙者と同レベルに戻るようです。

以上のようなデータを考慮して、我々は、病院内の医師不足の苦難をかかえながらも、次に循環器最大のテーマである急性心筋梗塞の原因とアルデヒドの研究に取り組み始めました。

心筋梗塞には、冠動脈の炎症（活性酸素で血管機能障害が生じ、動脈硬化につながっていくこと）が関与していることがよく知られていました。私たちも、これまで心筋梗塞例で冠れん縮陽性率が高いことは報告していましたが[37]、次の論文では、日本人の心筋梗塞では、動脈硬化だけが原因ではなくＡＬＤＨ２が関係する冠れん縮が原因で、日本人では重大な心筋梗塞になる頻度が高いことを示しました[38]。

ちなみに、今回、心筋梗塞症例ではお酒で顔が赤くなる人の割合が一般的な比率である40％よりも増加しており、その中に冠れん縮が88・6％も認められることを確認しました。さらに統計の手法を使って、日本人でお酒で赤くなる人は統計上、特に心筋梗塞の原因として、病態発症に冠れん縮がかかわっていることを明らかにしました。

お酒で赤くなる（ＡＦＳ）かどうかは、心筋梗塞予防でも重要な意味を持つと考えられます。

3　ＡＬＤＨ２遺伝子と心筋梗塞の重症度

さらに私たちは、この論文の中で、**ＡＬＤＨ２不活性型（お酒で赤くなる人）は心筋梗塞後の心筋障害が大きくなることも報告しました**[38]。ＡＬＤＨ２不活性型では心筋障害の程度を表すＣＰＫという数値が大きかったのです。これは、心筋梗塞が再潅流時に障害を起こして、ＡＬＤＨ２不活性型で重症化することを臨床で初めて示すものでした。不思議なことにＯＥＣＤ（先進国会議）の報告では、先進国の他の国と比較して、日本は急性心筋梗塞の院内死亡率がとても高く、先進国ではメキシコに次いで最低レベルとなっています[39]。

おそらく、これは医療レベルが劣っているためではないと思います。そこには日本人に特有の要因があるということが確かめられました。ＡＬＤＨ２不活性型では、心筋梗塞例で再潅流障害といって、一旦血流が途絶して心臓組織に血液不足が生じて心筋が死んでしまった後に血流再開を行うと、再潅流障害という新たな細胞障害が生じます。その障害の悪影響が、お酒で赤くなる人で大きくなっているのです。これは、再潅流時にアルデヒドを介する再灌流障害が大きくなることが原因だと、私たちは考えました。

最近では、アルデヒドの影響について、心不全や不整脈との関係でも研究が進み始めています。今後の循環器疾患を中心に、ＡＬＤＨ２すなわちアルデヒドの病因への関与の意義は、もっと注目されるだろうと考えています。

中国系のアメリカ人グループも先駆的に取り組みを行っており、彼らはAlda1というＡＬＤＨ２の活性を増やす注射剤を作成し、基礎実験でそれを使って心筋梗塞の重症化を抑制することを報告しています。(40) この薬は心筋梗塞を軽症化し、また、アルデヒド障害を軽減できる可能性があります。きわめて魅力的な薬物と考えられますが、製品的に内服に変換することが難しく、現在のところまだ、臨床化は進んでいないようです。しかし近い将来このような薬が作られるならば、いろんな利益が患者さんにもたらされると思います。もしかしたら、お酒に弱く赤くなる人が少しお酒を飲めるようになる可能性もありますが、それよりも医学的に期待される点が多いのです。これは、赤くなる人だけでなく、すでにアルデヒド病とたたかっている人々に対して、アルデヒドや酸化ストレスが関与する疾患や抗老化薬として幅広く効果が期待できると考えられます。

4　お酒で赤くなる人は、タバコの害が出やすい（タバコはアルデヒド病）

冠れん縮性狭心症は、タバコを吸っている日本人の男性に好発することが知られています。お酒で赤くならない非喫煙者の倍率を1とすると、お酒で赤くならない喫煙者は1・9倍、そしてお酒で赤くなる非喫煙者は、2・1倍にそれぞれ上昇しますが、お酒で赤くなる人がタバコを吸うと、冠れん縮性狭心症になる可能性は約7倍にも上昇していました[41]。

これによって統計上、お酒で赤くなることと喫煙が、冠れん縮性狭心症の発症率に相乗効果を認めること、簡単に言うと**アルデヒドを解毒できないお酒で赤くなる人は、アルデヒドを多く含むタバコを吸うと相乗的に冠れん縮性狭心症になりやすいこと、そして、冠れん縮性狭心症もいわばアルデヒド病であることがわかりました。**

第4章　アルデヒドが、がんを生む

我々は、冠れん縮性狭心症の患者さんにがんの既往がある方が多いことには、以前より気がついていました。これは冠れん縮や心筋梗塞の発症機序と同じで、お酒で赤くなる人はタバコの煙など発がん性のあるアルデヒドを代謝できず、がんになりやすいためだと今は考えています。事実、アルデヒドの害は多くのがんなどの病気でも報告されています。(1、10、24、25)

特に、**アルデヒドがんの代表といえる種々のがんが、酒やタバコの通り道でもある口腔、咽頭、喉頭、食道、肺で生じやすくなっています。**稲作文化とALDH2のところでお話しした、病原体が侵入してくる場所での感染症効果としてアルデヒドの濃度が高めになる方が有利だったことを、思い出していただくといいと思います。よって日本人は白人黒人に比べて食道がんや喉頭がん、肺がんなどがタバコの煙とアルコールの通り道に当たる部位でがんが発生しやすくなると考えられます。

1　食道がん

この領域では、日本人の横山先生らがＡＬＤＨ２遺伝子型と食道がんの関係を先駆的に明らかにされています[42]。やはり地域を見ると稲作文化、そして冠れん縮の好発地域と食道がんの好発地域が一致しています。

食道がんの場合は、ＡＤＨ（アルコール脱水素酵素）遺伝子多型も、飲酒量や食道がんのなりやすさに影響を与えます。

ＡＤＨにもいくつかのタイプがあります。日本人では、高活性型といってアルコールを短時間でアルデヒドまで分解するタイプが95％になります。残りの５％が低活性型で、このタイプが翌日まで酒のにおいがしたり、アルコール依存症やがんにもなりやすくなります。ちなみに、お酒で赤くなり、酒タバコをたしなみ、アルコール代謝酵素が遅く酩酊が

がんで死亡する確率〜累積死亡リスク
（2017年データに基づく）

部位	生涯がん死亡リスク（%）		何人に1人か	
	男性	女性	男性	女性
全がん	25%	15%	4人	7人
食道	1%	0.20%	94人	494人
胃	3%	2%	30人	67人
結腸	2%	2%	51人	59人
直腸	1%	0.60%	92人	179人
大腸	3%	2%	33人	44人
肝臓	2%	0.90%	50人	110人
胆のう・胆管	1%	0.80%	97人	118人
膵臓	2%	2%	52人	59人
肺	6%	2%	17人	48人
乳房（女性）		2%		66人
子宮		0.70%		142人
子宮頸部		0.30%		332人
子宮体部		0.30%		371人
卵巣		0.50%		198人
前立腺	1%		75人	
悪性リンパ腫	0.80%	0.50%	127人	186人
白血病	0.60%	0.30%	170人	286人

人口動態統計によるがん死亡データ（1958年〜2017年）
出典　国立がん研究センターがん情報サービス「がん登録・統計」

累積死亡リスクとは、ある年齢までにある病気で死亡するおおよその確率。日本人の生涯でがんで死亡する確率は、男性25%（4人に1人）、女性15%（7人に1人）。やはり喫煙と酒に関わる率が高い男性にがんも多いようです。

持続するタイプの人は、これらの危険因子がない人に比べて食道がんの割合だけでもなんと189倍に増加します[43]。

ADH低活性型では、飲酒者においては食道癌のリスクが2・71〜3・22倍に高まりますが、ADH1B低活性型とALDH2不活性型の組み合わせでは、12・45倍の高リスクになります。さらにそこに喫煙12・5倍が加わると、食道がんだけでもとんでもない倍率に跳ね上がることになる。**これはまさに食道がんもアルデヒド病であることの証です**[42、43]。

2 喉頭、咽頭がん

喉頭や咽頭がんも、赤くなるタイプでお酒やタバコの影響で同部のがんが増えます。国際がん研究機関（IARC）では、喫煙や飲酒は口腔・咽頭がんの確実なリスクであると報告していますが、日本人を対象とする喫煙、飲酒と口腔・咽頭がん罹患リスクとの関係を検証するための研究が行われています。

登録時にがんのない9万5525人のうち、222人が口腔・咽頭がんに罹患しました。

男性では、タバコを吸わないグループ（非喫煙者）と比べて、タバコを吸うグループ（現在喫煙者）の口腔・咽頭がんの罹患リスクが２・４倍増加しました。また、吸わないグループと比べて、累積喫煙指数（１日喫煙箱数×喫煙年数）が60以上のグループでは罹患リスクが４・３倍増加しました。

部位別では、下咽頭がんへの影響が特に大きく、タバコを吸うグループで約13倍、累積喫煙指数60以上のグループで約21倍罹患リスクが増加しました。

男性では、お酒を飲まないグループ（非飲酒者）に比べ、週に１回以上飲酒するグループ（日常飲酒者）では口腔咽頭がんの罹患リスクは１・８倍増加しました。エタノール摂取量に換算して週に３００グラム以上（１日平均４合以上）お酒を飲むグループでは罹患リスクは３・２倍増加しました。部位別では、下咽頭がんへの影響が大きく週に１回以上の飲酒するグループで３・３倍、週に３００グラム以上お酒を飲むグループで10・１倍増加しました。

タバコを吸わず、男性では飲酒量の少ない(週に１５０グラム未満のエタノールを摂取)グループに比べ、タバコを吸う、飲酒量の少ないグループの口腔・咽頭がん罹患リスクは１・８倍増加し、また、タバコを吸わず、飲酒量が多い（週に１５０グラム以上のエタノールを摂取）グループの口腔・咽頭がん罹患リスクは2・1倍増加します。タバコを吸う、飲酒量が多いグループの罹患リスクは、飲酒と喫煙の影響が足し合わさり、4・1倍とさらに増加しました。

飲酒と喫煙の影響は、女性ではさらに高く5・9倍まで上昇していました。この研究で、喫煙、飲酒ともに口腔・咽頭がん罹患リスクを増加することが確認されました。特に下咽頭がんで大きくリスクが増加することが分かります。**日本人における口腔・咽頭がんの予防のためには、喫煙せず、飲酒量を控えることがやはり重要となります。**(42-45)

3　肺がん

この疾患が代表的なタバコの害であり、切ってもきれない関係にあることは、皆さんご存知だと思います。

ＮＩＰＰＯＮ ＤＡＴＡ 80から肺がんによる死亡への喫煙の影響を調べた結果です。本調査では、１９８０－１９９０年11月に追跡できた９６２９人、追跡率91・３％で肺がんで亡くなった１０６人のデータをもとに解析されています。喫煙状況別に10万人あたりの肺がん年齢調整死亡率がまとめられています。非喫煙者（男性：23、女性：24）禁煙者（男性：51、女性：記載なし）現在喫煙者（男性：１５８、女性：88）と現在喫煙者の肺がん死亡率が高い状況でした。この研究では、喫煙による肺がんの相対危険度は男性６・７６倍、女性３・６７倍と男女共高い値を示していました。この研究では、禁煙による Population approach 効果は、現在喫煙者が禁煙に転じた場合に、社会全体に起こる各疾患による死亡を予防できる割合は肺がんでは男性：43％女性：７％の死亡を予防回避することができることが、この研究結果から明らかとなっています。

お酒で赤くなるＡＬＤＨ２不活性型遺伝子タイプで特にタバコの煙を受けると肺がんになる確率が上昇します。日本人を対象とした研究でタバコの１日の本数が①15本未満　②30本未満　③45本未満　④45本以上で比較すると、ＡＬＤＨ２不活性型すなわちお酒で赤くなる人が喫煙者であれば、ＡＬＤＨ２活性型で非喫煙者に比べてそれぞれのグループで①１・39倍　②１・80倍　③３・44倍　④６・25倍となり、特にＡＬＤＨ２のホモ不活性で45本以上吸っていると、23・２倍も肺がんになりやすくなります[46]。

最近禁煙が進んだ海外の地域では、肺がんの劇的な減少が報告されはじめました。

カリフォルニア州は、喫煙が肺がんに関連するとのエビデンスにいち早く対応し、1988年に米国で初めて州レベルでの包括的タバコ規制プログラムを施行しました。この規制の導入初期から同州ではタバコ依存の若年者が減少し、35歳以下における喫煙開始率が、他州の同年代の若年者に比べ39％低下しています。喫煙者の喫煙本数は30％減少し、禁煙率も24％上昇したとの結果でした。

１９７４－２０１４年のNational Health Interview Surveyのデータを用いて、同州とそれ以外の州における喫煙行動の変化について調べ肺がん死亡率のデータを収集しています。解析対象は米国民を代表するサンプル96万２１７４人。このうち約10％はカリフォルニア州の住民でした。その結果、同州では他の全ての州と比べて18－35歳の若年層における喫煙開始率や喫煙量の減少幅および禁煙率の上昇幅を大きく認めました。２０１２－１４年の調査時点でカリフォルニア州では同年齢層における喫煙歴がある人の割合がわずか18・6％で、喫煙者の1日当たりの喫煙本数は平均６・３本でした。また、喫煙者のうち35歳までに禁煙した人の割合は45・７％に達していました。

本研究の指導者のPierce氏らは、喫煙は米国における肺がんの最大90％に関連するとされ、喫煙者の肺がんリスクは非喫煙者の15－30倍と推定されていますが、１９８６－２０

１３年に同州では年間肺がん死亡率が急速に低下し、２０１３年の10万人当たりの肺がん死亡者数は、同州を除いた全ての州の87・５人に対して62・６人と28％低い結果であったとまとめています。

一般に遅すぎる禁煙はないと考えられていますが、やはり35歳までに禁煙すれば、禁煙効果はとても大きいようです。

タバコを吸ったからすぐに肺がんになるのでもなく、やめたから肺がんになりにくくなるのでもありません。組織や細胞が変化するのに時間的ギャップが生じますので、おそらく禁煙して社会的に肺がんの死亡が減る効果が確認できるまでには、やはり10年以上は必要になるでしょう。それでも、最近の海外からの報告のように、結果は確実に得られると考えられます[47]。

４　肝臓がん

アルコールの代謝される臓器である肝臓ですが、基本的にアルコールそのものも発がん

のリスクを持っています。

一般的に、お酒で赤くなる人は、赤くならない人よりも飲酒の量は少なくなります。とは言っても、我々の調査では、赤くなる人でも男性で5人に1人が習慣的に飲酒しており、肝臓への害には注意が必要です。そもそもアセトアルデヒドは発がん物質ですし、特にお酒で赤くなる人はアセトアルデヒドを代謝する能力が落ちていますので、同じように飲むと発がん率は当然高くなります。

ただし報告にはばらつきがあり、お酒で赤くなる人が多く飲酒すれば肝臓がんも増えますが、ただ飲まなければ、量を飲まない人よりさらに肝臓がんになる可能性を低くできるようです。やはり過ぎたるは及ばざるがごとしで、お酒に強い人も飲み過ぎは肝臓がんになりやすくなります。[48、49]

ここまでの内容で、他の国に比べてなぜ日本人の死亡原因でがんが第一位になっているのか、ご理解いただけるかと思います。

5　その他のアルデヒド関連疾患群

アルデヒドによって引き起こされる病は実はとても多いのです。もちろんこれらすべてがアルデヒドが原因で発症しているものではなく、結果的にアルデヒドが発生して病態悪化につながっている疾患も多くあります。例えば現代社会は、食べ過ぎ、ファーストフードの増加、運動不足などで肥満者が増加し、そのために糖尿病の患者さんがとても増えています。糖尿病は全身病であり、合併症を引き起こす原因として、一般の人にも糖化（メイラード反応）あるいは糖化タンパクという概念が広がっています。

私たちの体もタンパクでできていますが、この糖化タンパクは、正常のタンパクではありません。アルデヒドの作用などで組織があたかもホルマリンで固定されたように最終的には架橋構造という機能不全の構造物に陥ったものであり、糖尿病だけでなく老化の点からも注目されています。**炭水化物の摂り過ぎは、このような糖化タンパクを増やしてしまいます。これが炭水化物の過剰摂取が良くないと言われる主な理由です。**実はここでもアルデヒドが陰で悪さをしていたのです。[10, 50–52] 実はブドウ糖の分子構造には、アルデヒド基が含まれているのです。そのためブドウ糖の過剰摂取は長期的には、糖化タンパクなどのアルデヒドの関与する障害が出やすくなります。そのため、炭水化物を多く摂り糖尿病になった人は、アルデヒドをさらに多く含むタバコでアルデヒドの害が出やすくなります。

能動喫煙（受動喫煙の影響を除いた本人が喫煙者を単位として評価）の影響として、リムらが11万4247人の非糖尿病看護師を12年間追跡して、2333人が糖尿病を発症し、1日25本以上の喫煙者の糖尿病発症の危険率が非喫煙者に比して1・42倍増加していたことを報告しています。ちなみにこの25本以上／日の喫煙者の群は、飲酒量も多かったようです。

話は変わりますが、紙タバコよりも加熱タバコで発生する、エアロゾルという見えにくい煙をご存知でしょうか。これは無害な水蒸気とは異なります。この中にはメチオグリオキサールやグリオキサールなど、糖化タンパクにしてしまうアルデヒドが紙タバコよりも多く含まれています。[30、31] 糖尿病の合併症と同じ機序で、体の重要な組織が架橋構造に変化して全身の血管、脳、神経、心臓や腎臓など機能不全を引き起こすことが懸念されます。[52]

また、ここでヒトが避けることのできない老化現象を考えてみましょう。そこにも活性酸素と同様にアルデヒドが大きな影響を及ぼします。アルデヒドは、体のあらゆる部分に忍び込み、寿命を早め老化促進剤となります。

また、重要な神経疾患にも関与しています。アルデヒドは神経の本来の運動神経機能を低下させ、運動の制御ができにくくなるパーキンソン症候群などの神経変性疾患や、現代社会で大問題となっている認知症とも関係があることがわかってきました[53—55]。

実社会には、ＡＬＤＨを阻害する農薬もあって、これを吸ってしまうことでパーキンソン病発症のリスクは2倍から6倍に増加し、とくにＡＬＤＨ2の遺伝的変異をもつ群では、パーキンソン病発症リスクが高かったことが報告されています。

アルデヒドはさらに、高齢社会で注目される骨が脆くなる疾患である骨粗しょう症や、大酒飲みの女性に多く、立ったり歩いたりが難しくなる大腿骨頭壊死の原因にもなります[56、57]。

また、あまり知られていないことに男性が夜間頻尿で悩まされる前立腺肥大症という病気がありますが、これもＡＬＤＨ2不活性型、お酒で赤くなる人に多く認められるようです[58]。突然足の親指の付け根が腫れ上がって痛くてたまらない痛風も、お酒で赤くなる人に多いことがわかってきました[59]。また少し専門的ですが、放射線による皮膚炎や痛みの感じやすさにも、実はアルデヒドやお酒で赤くなる体質が関係している可能性があります。

このように多くの疾患がアルデヒドと深く関わっていますので、アルデヒドに注目して対策を考える必要性があるのです。アルデヒドの知識があれば健康が作れるとも言えるでしょう。

これまで医学界でも老化と酸化ストレスの関係が注目され、動脈硬化やがんと結びつきが強いとされていた活性酸素ですが、それを評価する指標がはっきりしないこと、絶対的指標がないことで研究者を悩ませてきました。その理由は、今考えると活性酸素種と反応性アルデヒド類が姿を変えつつ疾患に関与していたためだと思います。活性酸素は一つだけでなく、分子構造上いくつかの種類があって、総称として活性酸素種と表現されます。これらは電子と水素のやりとりによって酸化に関与している点で、アルデヒド種と「同じ穴のムジナ」です。**活性酸素だけでなく、アルデヒドにも注目して、加齢現象やがん、臓器障害、動脈硬化などに注目する必要性があったのです。**

今後は、アルデヒドに注目して現代社会の健康被害を引き起こす原因をさぐることで、自ずと注意点や予防方法が見えてくると思います。そうすればもっと元気で長生きできる人が増え、医療費も削減できるでしょう。

6　近年注目されている非感染性疾患（NCD）とは

非感染性疾患（NCD）（世界保健機構：WHO）2018／6／1発表

非感染性疾患（NCD）のため、毎年4100万人が死亡しており、それは世界全体の全ての死亡の71％に当たる。

毎年、1500万人が30歳から69歳までの間にNCDで死亡しており、その「早すぎる」死亡の85％は低・中所得国で発生している。

心疾患はNCD死亡の大部分を占め、年間1790万件に達する。その他、がん（900万人）、呼吸器疾患（390万人）、糖尿病（160万人）がこれに続く。

これら4つのグループの疾患でNCDによる早すぎる死亡の80％以上を占める。

喫煙、運動不足、有害飲酒、不健康な食事は、いずれもNCDによる死亡のリスクを増大させる。

これまで述べてきたように、このNCDの概念にも、実はアルデヒドの関与はきわめて大きいと考えられます。特にアルデヒドを解毒することが苦手な日本人は、世界でもタバコと酒の害を受けやすくなります。

世界でも最近注目されているNCD予防のためには、アルデヒドの危険性を認識して対策を講じることが、日本人を含めた東アジア人では必要です。

7　アルコールフラッシング症候群（AFS）のカルテへの記載

ここまで述べてきたように、私たちの身の回りには、毒性アルデヒドの脅威がありま す。特に、お酒で赤くなる人は注意しなければいけません。多くの人が公然とアルコールを飲み、その結果赤くなるかどうかは、自分の顔に表現されているわけです。何も珍しいものでもなく、血液型と同じような情報です。お酒で赤くなるかどうか、タイプ別に注意点や治療法が必要です。

これこそがまずなすべき精密医療であり、経済効果のある遺伝子治療の始まりです。とても簡単で、影響力が強く、さらにお金のかからないのが特徴です。これらを確かめて、カルテに記載して指導する必要性があると考えます。血液型と同じで意義があり、隠す必要もなく、またお金をかけずに治療へと結びつけられることですので、患者さんに説明してカルテに記載しておくことをお勧めします。アルデヒド対策が効果的で、きっと患者さんにも医療者にも役立つでしょう。このタイプの人に鑑別すべき疾患や、将来注意しておくべき疾患や指導法を考えることができます。また酒やタバコなど環境因子について、根拠をもって説明できます。さらには世界で最も死因に関与しているＮＣＤを減らすカギになると考えられます。

第5章　アルデヒドと寿命

1　健康寿命と外部要因（食事や環境因子）

疾患の原因としてのアルデヒドは新しい概念であり、まだ社会で認識がなされていない点も数多くあります。医学界でも認識は不十分と言えます。しかしながら、寿命や疾患と関わりが大きいミトコンドリアや酸化ストレスときわめて密接に関わりがあり、我々の生活環境にも多く含まれていたことがわかってきて、アルデヒドを焦点とした研究が今後注目されてくることは間違いありません。特に、日本人や中国人など東アジア人の健康を考える上では、とても重要な因子となります。

生きていれば、必ず生体にとって害となる活性酸素やアルデヒドがミトコンドリアで発生します。これが細胞を障害します。若いうちは抗酸化物質や修復能力があって老化は進みませんが、少なからずミトコンドリアから漏れ出した活性酸素やアルデヒドが血管や臓器の細胞や遺伝子を傷つけ、修復が追いつかない状況となり、その後初めて症状が出現し命に関わる疾患につながります。

不要なアルデヒドや活性酸素の影響を少なくするような生活を送ることが重要です。そのためには、まずは外部からのアルデヒドが入らないように注意することです。そのために酒とタバコには注意が必要ですし、食事では、抗酸化作用を多く含んだ緑黄色野菜やナッツ、豆類、コーヒーやお茶、そしてオメガ3（必須脂肪酸の一種。体内で作り出せず、外から摂取しなければならない。同じ必須脂肪酸のオメガ6に比べて望ましい効果の報告が多いが、現代では接種率がオメガ6＞＞オメガ3とアンバランスになって問題視されている）を多く含んだ魚を摂取することが重要です。そもそも日本食は、塩分の過剰摂取を除けばとてもいい食品が多く含まれていますし、知らず知らずに酒を飲むときにもオメガ3の多い魚などを好んできたのでしょうか。不思議なものです。

２　ホルメシス

ホルメシスとは簡単に言うと、大きすぎる刺激（ストレス）は生体に負の作用となるが、少量のストレスは生体にとって利益に働くという概念です。

例えば、強すぎる放射線は生体を障害しますが、ラドンやラジウム温泉などの効能のように少量の放射線は健康増進に繋がります。教育や運動も、ある意味ホルメシスになると思います。北限の野菜やお米の糖度が高くおいしいのは、糖度を増すことで凝固点降下の作用を生み、寒さで凍らないよう対処しているからと考えられます。また、最近震度７の揺れを２回も体験した熊本の益城《ましき》で作られているシンデレラ太秋という柿も、根が張りにくいように地下に工夫があって、このストレス、試練が今までになかった美味しい新種につながりました。これもホルメシスの例です。適度な刺激は、本人の健康増進や成長につながります。

そもそも薬もホルメシスです。少量であれば薬になりますが、良いからと言って過剰に投与すると毒になります。何事も適量があるのです。バランスが重要です。血管イベントの抑制効果があるアスピリンやコレステロール低下剤であるスタチンも、ミトコンドリアに適度に軽い機能障害を生じさせてエネルギーの産生を抑制し、生体に多面的な利益をもたらしていると考えられます。ある意味カロリー制限をさせている薬とも考えられます。断食やノーベル賞で話題のオートファジーの作用も、同じ理屈です。

その点では、アルコールも少量であれば薬になることがあります。ただし、アルコールに関しては、人によって良いか悪いか、またどれくらいが適量なのかが異なるし、同じ人でも世代や体調によっても変わり、正直簡単そうで難しいのです。それでもＡＬＤＨ２の遺伝子型を考慮すれば、以前よりもとても説明しやすくなってきました。

3　寿命とホルメシス

先にお話ししたように、ＡＬＤＨ２不活性型（お酒で赤くなる人）は、アルデヒド類を代謝できないので、代わりにその代償機構が発達進化している可能性があります。

これに関してはまだ十分な検討もされていませんが、加齢を進行させる酸化ストレスを消去するシステムが発達しているためなのか、赤くなる人の方が90歳以上の長寿の男性では増加するという報告が韓国から出ています。[23] また基礎研究でも、ＡＬＤＨ２不活性型の方が寿命は延びる可能性を示す報告があります。これもホルメシスなのでしょうか。医学は面白いです。

４　薬物と食事の関与

薬物にもアルデヒドの産生や抑制に関与するものがあり、これらを考慮して治療がなされることが望まれます。医師が基本的に重要視している疾患ガイドラインは、平均的な患者さんを想定して薬物なども考慮されていますが、本来は、一人一人体質や特徴、条件が異なります。具体的にはＡＬＤＨ２遺伝子のように本人の体質や病態、内服内容や生活環境を考慮して、最終的な薬物選択と薬剤量は人工知能を利用しながら決定する時代がくるでしょう。そういう意味で、先のアメリカの大統領オバマは、プレシジョン・メディシン（個人に合った精密医療）という言葉を提案しました。

ＡＬＤＨ２遺伝子を持っている日本人を含めた東アジア人は約40％と頻度が高く、遺伝子治療の候補でも、このように頻度と影響力が大きい遺伝子は他には少ないと思います。また、この遺伝子はお金をかけなくとも、飲酒後の質問で容易に推測できることも特徴です。質問としては、初めてビールコップ一杯の飲酒をしたときに赤くなったか。これを生かした治療と取り組みは健康上大きな意義を持つと考えられます。

今後ＡＬＤＨ２遺伝子タイプ別の治療は、プレシジョン・メディシン（個人の特徴にあった適切な治療）の先駆け、特に日本人にとっては、最も典型的な治療モデルになると考えます。このＡＬＤＨ２の情報は医療上有用な、患者さんを良い方向へ導ける安価で重要な情報になると思います。

5　お酒で赤くなる人の利点

ただ、このタイプの遺伝子は決して悪い点だけでなく、良い点も多くあります。中国や韓国の長寿遺伝子の研究で、超高齢まで生存した人を調べると、お酒を飲んで赤くなる人の割合が多いようです。韓国人の90歳以上の長寿の男性１３７人を一般人２１３人の遺伝子と比較した研究で、お酒で赤くなるＡＬＤＨ２不活性遺伝子の方が長寿となる確率は、そうでない人に比べて２・11倍と有意に多かった報告があります。アルデヒドの害を除けば、おそらく抗酸化作用などが、赤くならない人より長けている可能性があります。すなわち、注意点を守れば長寿遺伝子となる可能性があるのです。

生体内で発生する少量のアルデヒドの程度であれば、適度な刺激のアルデヒドで止まり、これがいわゆるホルメシスとなり生体は代償的に弱いところを補強します。**自然界で発生する内因性のアルデヒド程度であれば、寿命は短くなりにくく、むしろホルメシスとなって抗酸化作用の応援をえられて寿命が伸ばせる可能性もあるのです。**

アルデヒド対策を講じておけば、お酒で赤くなる人は、お酒で赤くならない人より長生きができそうです。実際に日本人にがんや冠れん縮性狭心症が多くとも、寿命が欧米人より長いのは、そのような長寿遺伝子の影響もあるのかもしれません。

お酒で赤くなる人の体内には、アルデヒドがある程度存在します。先にも述べましたが、アルデヒドという毒物にはある種の殺菌作用があり、原虫やアメーバーなどの病原体はそのような人の体には侵入しにくい状況となります。よって、お酒で赤くなる人は、少なくとも原虫やアメーバー赤痢には犯されないですむ可能性が高いのです。

これらの病原体の治療薬の多くがＡＬＤＨ２の代謝阻害剤であり、これらを飲むとお酒に弱くなります。その副作用を利用して作られたのが、嫌酒薬です。新しい薬の発見や開発は、このような偶然の副作用に起因することがよくあります。将来は、まったくお酒が飲めない人も薬で少しお酒に強くなる時代が来るのかもしれません。

ただし、今でもそうですが、まがい物の薬物が横行する可能性もあるので、注意が必要です。

6　酒とタバコの違い

生体にとって耐えられないほど強いストレスは、害にしかなりません。またそれは人によって、またはその時の条件でも異なります。

その人の体質にあった適量の酒はホルメシスになりえますが、残念ながらタバコはそうはいきません。なぜならば、タバコはアルデヒドの種類も量も酒より多く、ニコチンの作用で間隔が開けにくいのです。お酒は赤くなる人に限界を顔色で教えてくれますが、タバコにはそのような危険信号は現れず、むしろ害があると分かっていても、脳のニコチン受容体の作用によってタバコがやめにくいように働き、害の蓄積が止めにくい状況となります。簡単に言うと、これらが酒とタバコの違いです。分かっていてもやめられないし、依存が加わればもう害にしかなりません。これが恐ろしいところです。

その人にとって、ある刺激がいい意味の刺激、ホルメシスにとどまるかどうか、依存が加わることで、自分自身での調整が難しくなります。数を減らしてみても、むしろ大切に吸われています。よって体内に入るアルデヒドやニコチンは、決して減っていないのです。症状も急には出ず、後々しのびよってくるので、断つ決心もつきにくいのです。アルデヒドやニコチンの入っていないタバコなら害も減るでしょうが、そのようなものはありません。新型タバコは一酸化炭素は減っても、もっと重要なアルデヒドやニコチンが十分含まれています。

第6章　アルデヒド病の予防

1　赤くなる人の望ましいアルデヒド対処方法

赤くなる人が注意すべきことは、

a　タバコの煙を避ける。受動喫煙でも大きな悪影響を受けやすい。

b　酒は、少量に。ただ、お酒に関する疾患を持つ人や全く飲めないＡＬＤＨ２のホモタイプの人は絶対飲まないようにしてください。

c　ミトコンドリアを鍛えて増やしましょう。運動とカロリー制限が自分のミトコンドリアを増やします。結局、老化防止の考えが、アルデヒドの害を減らしてくれます。

d　魚の油などオメガ3の摂取を心がけましょう。

さらに効果が期待できるもの

e　活性水素水の摂取は活性酸素を減らして相対的にアルデヒドを低下させる可能性があります。私もこれを飲んで二日酔いが軽くなった印象があります。

f　ブロッコリースプラウトなども、ALDHを増やしてくれる可能性があります。

g　抗酸素作用をもつビタミンC、Eなどを摂取してください。抗酸化作用がアルデヒドの消費を補う可能性があります。果物もいいです。特に皮の下に栄養素、抗酸化物質が備わっています。

h　コーヒー。1日3杯程度の摂取は、心筋梗塞などの血管病を減らすという報告が出ました。豆類に多く含まれているポリフェノールの効果が大きいと考えられます。ただ、1日5杯以上では効果がなくなります。またカフェイン入りを摂りすぎるとやや不整脈などに注意が必要になります。

i　ナッツ。1日23グラムぐらい取っているといいようです。カロリーがありますが、心血管病は減りますし、カロリーの割に太りません。種類には今のところこだわらなくていいようです。

j　大豆。これもコーヒーナッツと同じ豆類になりますが、天然のイソフラボンを含んでおり、抗酸化や血管拡張作用に効果が期待できそうです。

k　バニラ、シナモン、糖分の取りすぎには注意が必要です。少量ですが、アルデヒドを含んでいます。また、不飽和脂肪酸の過剰摂取も体内でアルデヒドができやすいので注意をしましょう。

将来、ＡＬＤＨ２の活性を増やしてくれる薬が開発されてくる可能性もあります。我々も努力してみたいと思います。ただ、知的財産確保のため、国家レベルで研究支援の始まっている中国に押されています。我々のような私立の研究所には、国の支援はなく、研究開発のために支援を得るのに苦労しています。

２　お酒で赤くならない人の注意点

調子に乗って飲みすぎないようにしてください。お酒を飲まない他人に比べて無論アルコール依存症になりやすいですし、お酒に期待できる健康の効果があるとしても、すぎたるは及ばざるが如しです。また、タバコとアルコールによるアルデヒドの蓄積は、たとえお酒に強い人でももちろん生じます。またいくら強くとも、年をとってくるとミトコンドリアが減り、代謝酵素ＡＬＤＨ２も相対的に減ってしまいます。**年をとれば酒にも弱くなりますが、アルデヒドの害は強く出るようになります**。

ウサギとカメではないですが、いくら強くても油断すれば、長生き競争では、赤くなる型に結局負けてしまいます。実際そのようにお酒で赤くならない人でも、やはりアルデヒドの害、タバコと過剰な飲酒はいけません。節制しなければ短命に終わる可能性があります。お酒の強い人でもアルデヒドの害が生じることは、外国人でもタバコの害が大きく報道されていることで理解できると思います。

アルデヒドは代謝できても、喫煙や飲酒が重なるとＡＬＤＨ２の酵素は消費されてしまいますし、この状況ではＡＬＤＨ２の望ましい効果は発揮されません。

寿命を制御しうる活性酸素を消去する能力が、お酒で赤くなる人よりも劣っている可能性も疑われています。ミトコンドリアを鍛えて、良質のミトコンドリアの数を増やすことが重要ですし、抗酸化作用のある野菜や果物などを摂取し、宴会があってもメタボリック症候群にならない管理が必要です。具体的にはカロリー制限と運動療法、そして食事療法は重要です。

適量のお酒は許されますが、タバコにはホルメシス効果はみとめられませんので、新しいタバコも含めてタバコの煙は避けてください。ちなみに加熱タバコや電子タバコには、前述のように紙タバコには少なかったメチルグリオキサールやグリオキサールなどの毒性のあるアルデヒドが、目には見えにくいエアロゾルという煙に多く含まれていますので、受動喫煙も避けるべきです。タバコの害をアルデヒドの害が大きいと認識すれば、病因が理解しやすくなります。

3　運動療法

運動療法は、ある意味、万能療法のようだと考えています。先にホルメシスの考えを述べましたが、ミトコンドリアに適度なストレス、ホルメシスの効果を与えるのが運動の最大の魅力だと考えられます。運動によって、ミトコンドリアという細胞のエネルギー産生工場に、一時的にエネルギー不足の状態が生じます。そうしてエネルギーセンサーと言われるAMP-activated protein kinase（AMPK）を活性化し、工場を増やす体制をつくって、体にとって望ましい作用、疾患予防や長寿につながる作用を生み出すと考えられます。

また、運動をすると活性酸素が生じます。この適度な活性酸素がホルメシスとなって、それに対応する運動能力や抗酸化作用が体に備わります。生物は、適者生存の原則により、ある一定のストレスに順応できないと生き残れません。運動でも、今まではクリアできなかったことが練習でできるようになります。これもホルメシスと考えられます。ただ、運動をすると多くの酸素を吸うので、多少酸化ストレスが増えますが、運動レベルに対応できるように抗酸化作用も体に備わると考えられます。

運動は、仕方によっては注意が必要ですが、健康長寿の万能薬とも言えそうです。

4　加齢医学からのアドバイス

そもそも元気で長生きの秘訣は、鍵を握るミトコンドリアの数を増やす、そのためには

ミトコンドリアを鍛えることが重要と考えています。

ミトコンドリアには面白い特徴があります。ミトコンドリアは、エネルギー不足になると、エネルギー産生工場に相当するミトコンドリアを増やすシグナルが体内に出現します。適切なカロリー制限でエネルギー不足の刺激を与えると寿命が伸びますが、カロリーの摂りすぎ、特に炭水化物やインスリンの過剰な作用でｍＴＯＲ（mammalian target of rapamycin）という寿命の制御に重要なスイッチが入って細胞増殖が進み、結果的に老化が進むことがわかってきました。具体的に言えば、ｍＴＯＲスイッチオンで肥満、動脈硬化やがんの頻度が増えます。これにスイッチが入らないようにすれば、年をとりにくくなります。

スイッチをオンにする刺激の代表が、ブドウ糖とインスリンの刺激です。共に生きていくためには必要なものですが、必要以上にこのスイッチを入れないようにすることが重要です。

このスイッチをオフにする代表が、カロリー制限です。あらゆる生物でこの長寿効果は証明されています。もう一つが、運動です。運動をしてわざとエネルギー不足の状態を作り、一時的に細胞に飢餓状態を作ることになります。これによって、ＡＭＰＫという寿命制御に大きく関与するエネルギーマスターを増やし、mTORを抑制する機序が健康長寿にとって重要です。

通常同じ体の大きさの動物の寿命はほぼ同じですが、例えば、鶴は千年と言われるように、鳥は長生きします。ネズミは寿命が2－3年ですが、同じ哺乳類のコウモリは、その約10倍、30年ほど長生きることもできるようです。

アメリカの加齢医学研究の先駆者の一人に、ヴァルター・ロンゴという研究者がいます。彼は基礎医学の分野で、画期的な考えを数多く発表しています。例えば、先ほど述べた長寿の方法を、さらに現実的な、断食に近い食事療法で示しています。簡単に言えば、一日500カロリーのみの摂取を5日行えば、細胞が修復でき、若返ると考えているようです。最小限の断食療法と言えるかもしれません。(60) これは不要あるいは好ましくないタンパクを消去し、必要なタンパク質に変換するオートファジーの効果を生み出す方法と考えられます。これが日本人でノーベル賞を受賞された大隈先生のオートファジーです。がん細胞や内臓脂肪などの不要なものが消去され、望ましいタンパクへ変換されます。

エネルギー制限は少しつらいですが、安全で実行可能で現実味のある断食効果方法が確立されれば、新しい治療や長寿の方法に繋がる可能性はあると思われます。お金を使わずして今流行りの幹細胞を自らの体から呼び起こす考えです。魅力的に感じるのは私だけではないと思います。

いずれにせよ、**元気で長生きするためには、粗食で運動がいいようです。すでに食べすぎた人でも、この方法で取り返せる可能性があるのは救いです。**

5　喫煙者支援のアドバイス

タバコの害は一旦発症するといずれも重大です。特にお酒で赤くなる方は、絶対にタバコの煙を避けてください。**タバコの煙は、高血圧や糖尿病などのメタボリック症候群よりもはるかに人の命を奪っています**(61)。

まず喫煙者は、タバコを吸わない人に比べて、男性で1・6倍、女性で1・5倍、がんにかかりやすくなります。また、喫煙者のがんの6割、すなわち半分以上はタバコが原因と報告されています。やはりタバコとがんは大きく関係しています。

また、2007年の我が国における危険因子に関連する死亡原因の解析では、死亡の原

日本における寿命の危険因子

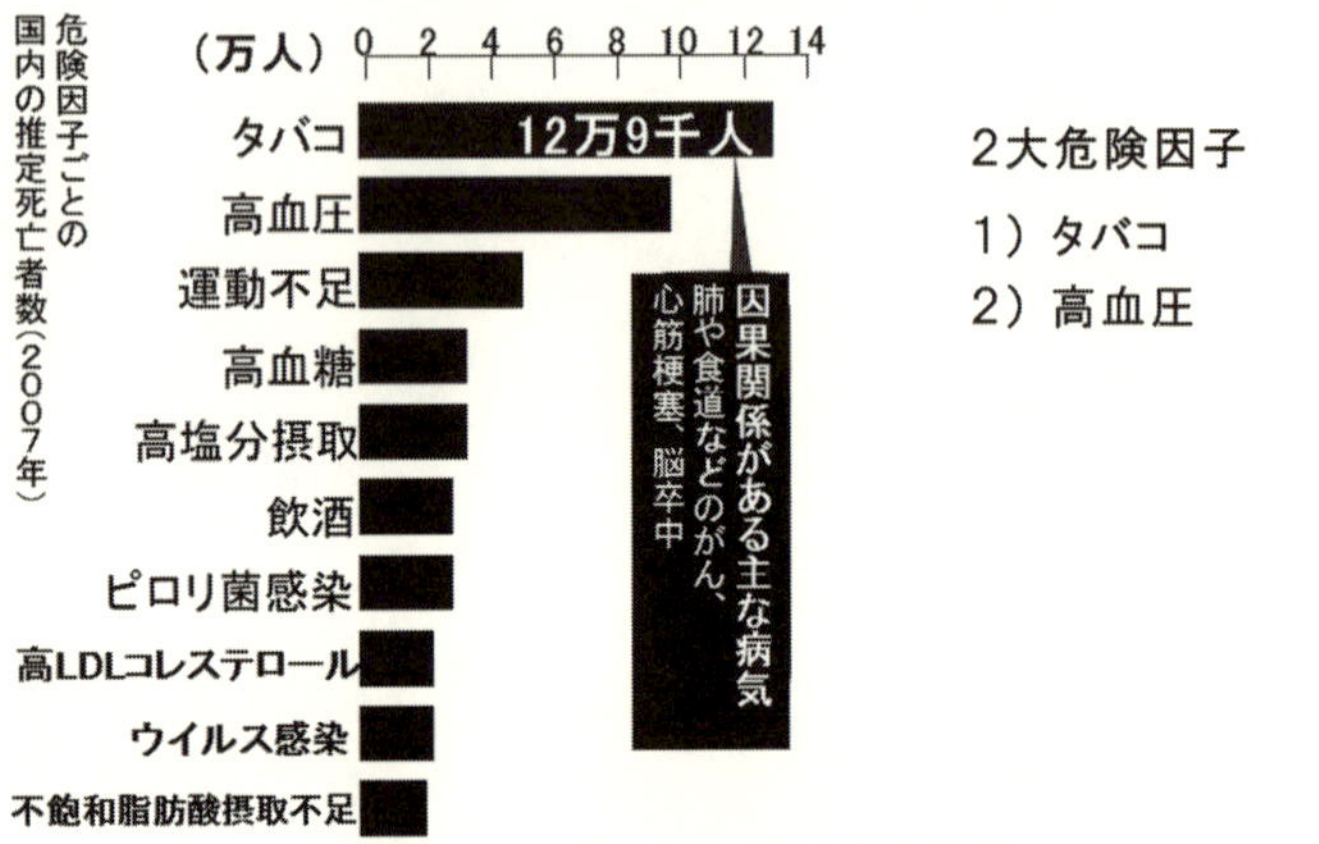

東京大学、大阪大学研究結果
Ikeda et al. Plos medicine, 2012;9:e1001160より編集

因の第1位が喫煙、第2位が高血圧、第3位が運動不足、第4位が糖尿病、第5位が塩分の過剰摂取、第6位が飲酒でした。タバコで年間12万9千人がなくなっており、その中に、心筋梗塞などの循環器疾患やがんが死因の多くを占めています。いかにアルデヒドが日本人の死因に関与しているかお分かりいただけると思います。

タバコによるアルデヒド病が一つでも表面化すれば命が危うくなります。ただ幸いにも、他の疾患と違い、禁煙すればそれ以上進行せず回復できる疾患も多くあります。禁煙には、病気を一つ治した以上の価値が出ます。

私たち医師や看護師など医療関係者は、タバコのために命を落とした患者さんと家族の悲しい姿をこれまでも多く見てきました。辛いでしょうが、タバコは健康上断ち切った方が絶対に有益です。禁煙を頑張ってみましょう。ずっと辛くはありません。後に禁煙してよかったと思われますよ。

完全禁煙から3日から7日が山場です。まずは3日目です。これを過ぎるとたとえ吸いたい気持ちが出ても3日目以上には辛くはなりません。まずは、タバコを吸っていた時間帯に何をするか（代償行動）を決めてください。本数を減らすのではなく、やめる時には一気にやめて、意地でも３日間を０本にすることがポイントです。新しいタバコにもアルデヒドは多く含まれていますし、紙タバコでは多くなかったアルデヒドも確認されています。

今は禁煙補助剤も有効な手段もありますし、禁煙外来もあります。自分だけで頑張らずに、いろんな方法を使って禁煙に挑戦してください。お金も溜まりますし、何せ健康が手に入ります。もうタバコを吸う場所も探さなくてよくなります。ストレスも減ります。遅過ぎる禁煙はありません。私も勤務医として多忙な中、禁煙外来も行なっています。禁煙成功して損したという人はいません。成功して皆さん喜んでおられ、中には禁煙できて涙する患者さんもおられます。ぜひ考えてみてください。奥さんだけではなく、子供さんやお孫さん方も喜んでくれるはずです。

幸い禁煙すると健康を取り戻せることが多いです。冠れん縮や心筋梗塞、そしてがんになる可能性も低くなります。**疾患全てのリスクを減らす効果を考えれば、禁煙ほどいい治療薬はありません。**アルデヒドは命に関わる多くの種類の疾患を重複して引き起こします。今は一人の人に複数のがんが同時に見つかる重複がんも問題されています。予防より優れた治療はありません。今のうちです。

死んでもやめないという考えの人には、スタチンという脂質異常症の薬を医師に相談して内服するか、オメガ3を多く含んだ魚を摂取し、他の合併症を厳密に管理すれば、循環器疾患の予防に関しては、多少は効果が期待できるかもしれません。

申し訳ないですが、それでも禁煙の効果にはかないません。また、他の人のタバコの煙もできるだけ避けてください。

6　健康維持のためにアルデヒドメガネをかけてみよう

生活環境の中でもアルデヒドに注目してみてください。今まで見えなかった危険性が見えてくると思います。見えなかったものが見えるようになるメガネに例えて『アルデヒドメガネ』といいます。漫然としか見ていなかった環境毒素が、見えてくると思います。ぜひアルデヒドメガネを一度かけてみてください。健康長寿の新たな取り組み方がおのずと見えてくるでしょう。

今後の皆さんの健康を願っています。

【参考文献】

（1） Brooks PJ, Enoch M-A, Goldman D, Li T-K, et al. (2009) The Alcohol Flushing Response: An Unrecognized Risk Factor for Esophageal Cancer from Alcohol Consumption. PLoS Med 6(3): e1000050. doi:10.1371/journal.pmed.1000050

（2） Koppes LL. Et al. Diabetes Care 2005;28:719-25.

（3） Shimomura T et al. Association between Alcohol Consumption and Glycemic Status in Middle-Aged Women. Can J Diabetes. 2015 Dec;39(6):502-6. doi: 10.1016/j.jcjd.2015.05.011. Epub 2015 Aug 12.

（4） Idewaki Y et al. PLoS One. 2015 Nov 23;10(11):e0143288. doi: 10.1371/journal.pone.0143288. eCollection 2015. Association of Genetically Determined Aldehyde Dehydrogenase 2 Activity with DiabeticComplications in Relation to Alcohol Consumption in Japanese Patients with Type 2 DiabetesMellitus: The Fukuoka Diabetes Registry.

（5） Mukamal KJ et al. Roles of drinking pattern and type of alcohol consumed in coronary heart disease in men. N Engl J Med. 2003 Jan 9;348(2):109-18.

（6） DiCastelnuovo A. et al. Arch Intern Med 2006;166:2437-45.

（7） Inoue M, et al. Br J Cancer 92: 182-187,2005

（8） Ohmori S, et al. Alcohol Clin Exp Res26:1010-1016,2002

（9）Angela M Wood et al. Risk thresholds for alcohol consumption: combined analysis of individual-participant data for 599 912 current drinkers in 83 prospective studies Lancet 2018;391:1513-1523.

（10）Che-Hong H Chen et al. Physiological reviews. 2014, DOI: 10.1152/physrev.00017.2013, PMID: 24382882 Targeting aldehyde dehydrogenase 2: new therapeutic opportunities.

（11）Yasue H. et al. Prinzmetal's variant form of angina as a manifestation of alpha-adrenergic receptor-mediated coronary artery spasm: documentation by coronary arteriography. Am Heart J 1976 Feb;91(2):148-55.

（12）泰江弘文　冠攣縮性狭心症の臨床、発症機序並びに治療　循環器専門医第15巻第2号（２００７）別冊

（13）吉村道博　循環器疾患研究を支えた人々　泰江弘文 CARDIAC PRACTICE Vol.26 No.4, 68-70, 2015

（14）泰江弘文、山科 章　Meet the History 冠攣縮性狭心症の診断と治療　泰江弘文先生に聞く　心臓 vol.37(2005)11:955-966p://doi.org/10.11281/shinzo1969.37.11_955

（15）泰江弘文、水野雄二　原田栄作　冠攣縮性狭心症の臨床、発生機序ならびに治療――最新の知見を踏まえて　日本医事新報　2005;4258:12-17.

（16）Takizawa A, Yasue H, Omote S, Nagao M, Hyon H, Nishida S, Horie M. Variant angina induced by alcohol ingestion. Am Heart J. 1984 Jan;107(1):25-7.

（17）Yoshinobu Morikawa; Yuji Mizuno; Eisaku Harada; Osamu Kuboyama; Michihiro Yoshimura; Hirofumi Yasue. Nitrate tolerance as a possible cause of multidrug-resistant coronary artery spasm. International heart journal. 2010, PMID: 20558913

（18）二ノ宮節夫　臨床整形外科 Print ISSN: 0557-0433 Online ISSN: 1882-128616 巻11号 pp. 1057-1062 特発性大腿骨頭壊死の疫学・成因

（19）Li H et al. Refined geographic distribution of the oriental ALDH2*504Lys (nee 487Lys) variant.Ann Hum Genetics 2009;73:335-345.

（20）安田喜憲　古代日本のルーツ 長江文明の謎

（21）安田喜憲　日本神話と長江文明

（22）Luo HR et al. Origin and dispersal of atypical aldehyde dehydrogenase ALDH2487Lys. Gene. 2009 Apr 15;435(1-2):96-103. doi: 10.1016/j.gene.2008.12.021. Epub 2009 Jan 29.

（23）Ji Wan Park et al. Candidate gene polymorphisms for diabetes mellitus, cardiovascular disease and cancer are associated with longevity in Koreans. EXPERIMENTAL and MOLECULAR MEDICINE, 2009 41,(11),772-781.

（24）松本明子　アルデヒド脱水素酵素２（ＡＬＤＨ２）遺伝子多型の予防医学的重要性 日衛誌 (Jpn. J. Hyg.), 73,9–20(2018)

（25）松本明子　アルデヒド脱水素酵素２（ＡＬＤＨ２）の構造・機能の基礎とＡＬＤＨ２遺伝子多型の重要性 日衛誌 (Jpn. J. Hyg.), 71, 55–68(2016)

（26）Li Y et al. J Clin Invest 2006;116:506-11

（27）Oht S et al. Mitochondrial ALDH2 deficiency as an oxidative stress. Ann N Y Acad Sci. 2004 Apr;1011:36-44.

（28）厚生科学研究：我が国の保健医療制度に関する包括的実証研究、渋谷健司氏作成 https://www.mhlw.

go.jp/topics/tobacco/houkoku/dl/120329_1.pdf

（29）平成11－12年度たばこの煙の成分分析について（概要）厚生労働省　https://www.mhlw.go.jp/topics/tobacco/houkoku/seseib.html

（30）国立保健医療科学院 生活環境研究部　欅田 尚樹 et al.　電子タバコ蒸気に含まれる有害化学成分国立保健医療科学院生活環境研究部　電子タバコ蒸気に含まれる有害化学成分　国民生活センター報告の過去の分析事例・国立保健医療科学院における分析 事例 https://www.mhlw.go.jp/file/05-Shingikai-10601000-Daijinkanboukouseikagakuka-Kouseikagakuka/0000066481.pdf

（31）国立保健医療科学院 生活環境研究部　欅田 尚樹 et al.　電子タバコにおける成分分析の手法の開発に関する研究 成分分析の結果 資料2　https://www.health-net.or.jp/tobacco/pdf/tobacco_20150521_01.pdf

（32）Langevin F, Crossan GP, Rosado IV, Arends MJ, Patel KJ. Fancd2 counteracts the toxic effects of naturally produced aldehydes in mice. Nature 2011;475:53–58.

（33）Oberbeck N, Langevin F, King G, de Wind N, Crossan GP, Patel KJ. Maternal aldehyde elimination during preg- nancy preserves the fetal genome. Mol Cell 2014;55:807– 817.

（34）Yuji Mizuno; Eisaku Harada; Sumio Morita; Kenji Kinoshita; Mariko Hayashida; Makoto Shono; Yoshinobu Morikawa; Toyoaki Murohara; Masafumi Nakayama; Michihiro Yoshimura; Hirofumi Yasue. East asian variant of aldehyde dehydrogenase 2 is associated with coronary spastic angina: possible roles of reactive aldehydes and implications of alcohol flushing syndrome. Circulation. 2015, DOI: 10.1161/CIRCULATIONAHA.114.013120, PMID: 25759460

（35） Hill BG, Bhatnagar A. Beyond reactive oxygen species: aldehydes as arbitrators of alarm and adaptation. Circ Res. 2009;105:1044–1046. doi:10.1161/CIRCRESAHA.109.209791.

（36） Singh S, Brocker C, Koppaka V, Chen Y, Jackson BC, Matsumoto A, Thompson DC, Vasiliou V. Aldehyde dehydrogenases in cellular responsesto oxidative/electrophilic stress. Free Radic Biol Med. 2013;56:89–101.doi: 10.1016/j.freeradbiomed.2012.11.010.

（37） Katoh D, Mizuno Y, Harada E, Ito T, Morikawa Y, Nakagawa H, Saito Y, Yoshimura M, Yasue H. High incidence of provoked coronary spasm in the presence of a stent after myocardial infarction: therapeutic and prognostic implications. Coron Artery Dis. 2012 May;23(3):141-5. doi: 10.1097/MCA.0b013e32835115ee.

（38） Yuji Mizuno; Seiji Hokimoto; Eisaku Harada; Kenji Kinoshita; Kazuko Nakagawa; Michihiro Yoshimura; Hisao Ogawa; Hirofumi Yasue. Variant Aldehyde Dehydrogenase 2 (ALDH2*2) Is a Risk Factor for Coronary Spasm and ST-Segment Elevation Myocardial Infarction. Journal of the American Heart Association. 2016, DOI: 10.1161/JAHA.116.003247, PMID: 27153870

（39） Health at glance 2011. OCED Indicators.

（40） Chen C.H. et al. Activation of aldehyde dehydrogenase-2 reduces ischemic damage to the heart. Science. 2008; 321(5895): 1493–1495.

（41） Yuji Mizuno; Seiji Hokimoto; Eisaku Harada; Kenji Kinoshita; Michihiro Yoshimura; Hirofumi Yasue. Variant Aldehyde Dehydrogenase 2 (ALDH2*2) in East Asians Interactively Exacerbates Tobacco Smoking Risk for Coronary Spasm-Possible Role of Reactive Aldehydes. Circulation journal : official journal of the Japanese Circulation Society.

2016, DOI: 10.1253/circj.CJ-16-0969, PMID: 27904031

(42) Yokoyama A, Watanabe H, Fukuda H, Haneda T, Kato H, Yokoyama T, Muramatsu T, Igaki H, Tachimori Y. Multiple cancers associated with esophageal and oropharyngolaryngeal squamous cell carcinoma and the aldehyde dehydrogenase-2 genotype in male Japanese drinkers. Cancer Epidemiol Biomarkers Prev. 2002 Sep;11(9):895-900.

(43) McAllister SL et al. Developing precision medicine for people of East Asian descent. J Biomed Sci 2016;23(1):80.

(44) Lu Y, Sobue T, Kitamura T, Matsuse R, Kitamura Y, Matsuo K, Ito H, Oze I, Shimazu T, Yamaji T, Iwasaki M, Sasazuki S, Sawada N, Tsugane S. Cigarette smoking, alcohol drinking, and oral cavity and pharyngeal cancer in the Japanese: a population-based cohort study in Japan. Eur J Cancer Prev. 2018 Mar;27(2):171-179. doi: 10.1097/CEJ.0000000000000283.

(45) Koyanagi YN, Ito H, Oze I, Hosono S, Tanaka H, Abe T, et al. Development of a prediction model and estimation of cumulative risk for upper aerodigestive tract cancer on the basis of the aldehyde dehydrogenase 2 genotype and alcohol consumption in a Japanese population. Eur J Cancer Prev 2016.

(46) Park JY, Matsuo K, Suzuki T, Ito H, Hosono S, Kawase T, et al. Impact of smoking on lung cancer risk is stronger in those with the homozygous aldehyde dehydrogenase 2 null allele in a Japanese population. Carcinogenesis 2010;31:660–665.

(47) PUBLIC RELEASE: 10-OCT-2018 Lung cancer deaths are 28 percent lower in California, State's long-term, aggressive tobacco control programs cited as primary reason UNIVERSITY OF CALIFORNIA - SAN DIEGO

(48) Munaka M, Kohshi K, Kawamoto T, Takasawa S, Nagata N, Itoh H, et al. Genetic polymorphisms of tobacco- and alcohol-related metabolizing enzymes and the risk of hepatocellular carcinoma. J Cancer Res Clin Oncol 2003;

129:355–360.

（49）Abe H, Aida Y, Seki N, Sugita T, Tomita Y, Nagano T, et al. Aldehyde dehydrogenase 2 polymorphism influences development to hepatocellular carcinoma in East Asian al- coholic liver cirrhosis. J Gastroenterol Hepatol 2015;30: 1376–1383.

（50）繁田幸雄ら（編）　蛋白の糖化ＡＧＥの基礎と臨床　１６３頁、医学書院、１９９７

（51）山岸昌一（編）　ＡＧＥｓ研究の最前線　糖化蛋白関連疾患研究の現状　２３１頁、メディカルレビュー社、２００４

（52）Ramasamy R et al, Cell. 2006 Jan 27;124(2):258-60.

（53）Arthur G Fitzmaurice, Shannon L Rhodes, Myles Cockburn, Beate Ritz, Jeff M Bronstein. Aldehyde dehydrogenase variation enhances effect of pesticides associated with Parkinson disease. Neurology. 2014 Feb 04;82(5);419-26. doi: 10.1212/WNL.0000000000000083.

（54）Zhao CC, Cai HB, Wang H, Pan SY. Role of ADH2 and ALDH2 gene polymorphisms in the development of Parkinson's disease in a Chinese population.Genet Mol Res. 2016 Sep 2;15(3). doi: 10.4238/gmr.15038606.

（55）Grünblatt E, Riederer P. Aldehyde dehydrogenase (ALDH) in Alzheimer's and Parkinson's disease. J Neural Transm (Vienna). 2016 Feb;123(2):83-90. doi: 10.1007/s00702-014-1320-1. Epub 2014 Oct 9. Review.

（56）Yamaguchi J, Hasegawa Y, Kawasaki M, Masui T, Kanoh T, Ishiguro N, Hamajima N. ALDH2 polymorphisms and bone mineral density in an elderly Japanese population.Osteoporos Int. 2006;17(6):908-13. Epub 2006 Mar 7.

（57）Takeshima K, Nishiwaki Y, Suda Y, Niki Y, Sato Y, Kobayashi T, Miyamoto K, Uchida H, Inokuchi W, Tsuji T,

Funayama A, Nakamura M, Matsumoto M, Toyama Y, Miyamoto T. A missense single nucleotide polymorphism in the ALDH2 gene, rs671, is associated with hip fracture. Sci Rep. 2017 Mar 27;7(1):428. doi: 10.1038/s41598-017-00503-2.
(58) Association of a Missense ALDH2 Single Nucleotide Polymorphism (Glu504Lys) With Benign ProstateHyperplasia in a Korean Population. Seok H, Yoo KH, Kim YO, Chung JH. Int Neurourol J. 2013 Dec;17(4):168-73. doi: 10.5213/inj.2013.17.4.168. Epub 2013 Dec 31.
(59) Li Z, Zhou Z, Hou X, Lu D, Yuan X, Lu J, et al. Replication of Gout/Urate Concentrations GWAS Susceptibility Loci Associated with Gout in a Han Chinese Population. Sci Rep 2017;7:4094.
(60) Chia-Wei W Cheng; Valentina Villani; Roberta Buono; Min Wei; Sanjeev Kumar; Omer H Yilmaz; Pinchas Cohen; Julie B Sneddon; Laura Perin; Valter D Longo. Fasting-Mimicking Diet Promotes Ngn3-Driven β-Cell Regeneration to Reverse Diabetes. Cell. 2017, DOI: 10.1016/j.cell.2017.01.040, PMID:28235195
(61) 厚生科学研究：我が国の保健医療制度に関する包括的実証研究、渋谷健司氏作成　https://www.mhlw.go.jp/topics/tobacco/houkoku/dl/120329_1.pdf

あとがき

〔熊本加齢医学研究所とＡＬＤＨ２〕

1　泰江弘文先生と冠れん縮性狭心症

泰江弘文先生は、熊本大学循環器内科学の初代教授を歴任された、循環器内科や加齢医学領域で有名な先生です。特に冠れん縮に関してはこの疾患の発見、診断方法、治療法など長年にわたり研究され、数多くの論文を発表、指導されてきました。今でも我々の施設でより良き治療をめざして、冠れん縮研究に取り組まれています。心不全治療に内分泌学の視点を導入され、現在日本で最も使用されている心不全治療薬（第一三共のh-ANP：

ヒト型A型ナトリウム利尿ペプチドの注射薬）や心不全診断で臨床医が頻用しているBNP（B型ナトリウム利尿ペプチド）の臨床的意義も広められました。

泰江先生のライフワークである冠れん縮性狭心症は、なぜか日本人に多く、特にタバコを吸っている男性に好発し、発作は夜間から朝方にかけて安静時によく生じる特徴がありました。心臓発作治療薬で有名なニトログリセリンは、この疾患にとても有効ですが、重症化すると効果が少なくなることもあります。冠れん縮は、不整脈や心筋梗塞で突然死に繋がることもある重要な心血管病です。経験の少ない先生は見落としておられる可能性もありますし、症例によっては、薬剤が効きにくい症例もあります。医療現場でもまだ原因や治療法がまだ十分に認識されたとはいえません。

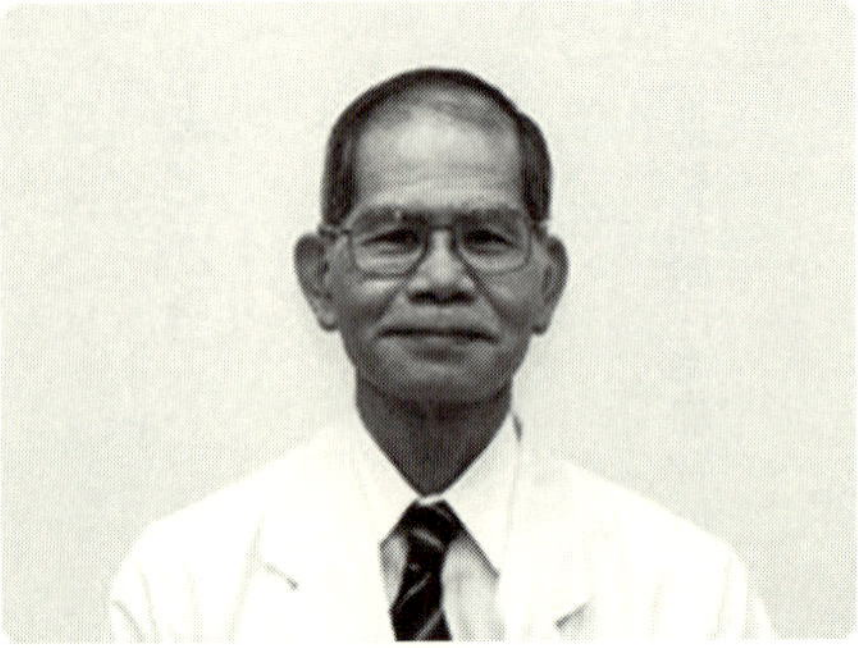

泰江弘文先生

この疾患は、日本人研究者が中心となって診断治療方法を確立してきた疾患です。欧米の研究者も興味は持っておられますが、やはり、本家本元の日本人がしっかり海外にも伝えていくべき立ち場にあると泰江先生も考えておられます。

我々の施設では、現在も現代医学で解決できていない病態や新たな治療法を確立すべく、患者さんから問題点を聞き出して学び、研究して最新の治療や指導として患者さんに還元したいと考えて取り組んでいます。このような泰江イズムを身に付けたいと考える若い医師を喜んで受け入れたいと考えています。

私たちは、このように多くの医師に尊敬される泰江先弘文先生とともに仕事ができることに感謝しています。

2　熊本加齢医学研究所（熊本機能病院　循環器内科）

現在、我々の所属する熊本加齢医学研究所は、熊本機能病院という熊本市北部の医療機関としては中核的な施設で、特徴のある私立の病院に併設されています。具体的には、その中の循環器内科が、解明されていない病態や新しい治療法を目指して取り組んでいるのが熊本加齢医学研究所となります。病院の機能としては、整形外科、神経内科、リハビリテーション、形成外科などと共に当科があり、最近は血管外科も併設されました。

もともとの経緯としては、泰江先生の熊本大学循環器内科学教授の退官を機に、

2000年4月に泰江先生と私が当施設に移動し、高齢者社会を迎えるに至り、加齢現象に注目して心血管病を中心に研究を行い、社会へ質の高い医療を提供し世界へ情報を発信することを目的にとして設立されました。血管障害、心不全、内分泌疾患を加齢という点から病態を科学し、患者さんに最新の治療を還元することを目的としています。

そして関連する施設を統括されてきたのが、米満弘之先生です。現在は長男の米満弘一郎理事長がしっかり受け継がれています。

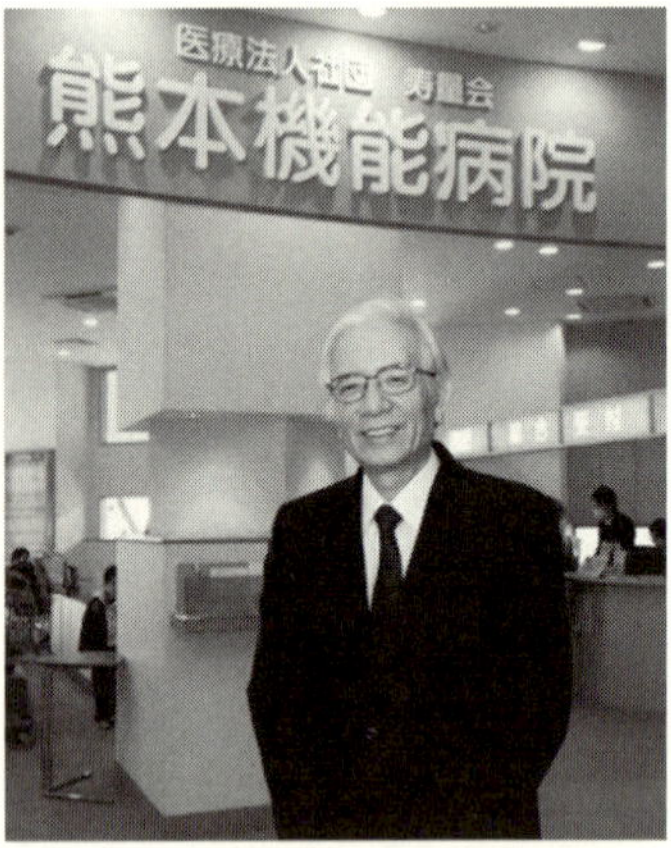

米満弘之先生

米満先生は、もともとマイクロサージャリー（顕微鏡を使った再接着術など）を独自の研究を通して開発された整形外科医であり、非常に人望があり、『研究なくして進歩なし』と考えられ、医学研究を大切にされている器の大きな先生です。我々が目指すモデルとしては、メイヨクリニックといってアメリカで最先端の研究と医療を提供している有名な病院です。

我々の組織は、東洋のメイヨクリニックを目指して取り組んでいる施設です。ただ、私たちの病院も近年は、医師不足で人材確保のために奔走しました。

東京慈恵医科大学循環器内科の吉村道博教授や、奈良医科大学の斎藤能彦教授、そして名古屋大学の室原豊明教授にご相談したところ、優秀な大学院生が泰江先生を慕って国内留学に交代で来るようになり、その期間は、我々も若い世代の意気を感じて、楽しくがんばることができました。

近年、日本全体として内科や外科希望の若手医師の相対的減少があり、その余波から最近は、これらの大学からも人材派遣がなくなってしまいました。よって当科は、基本的に泰江弘文先生、私、そして原田栄作先生の3人を中心にがんばっていかざるを得ない環境となりました。正直、誰一人欠けてもうまくいかない、ぎりぎりの取り組みでした。日常業務だけでも大変なのに研究も加わるとなると背水の陣です。ただ面白いことに、それぞれの考えや仮説を素直に提案できる条件となり研究はむしろ進みました。研究費もほとんどありませんでしたが、3人よれば文殊の知恵と言われるように、お互いを思いやりながら、アイディアを自由に出し合える状況だったのは、逆に良い研究環境だったかもしれません。

泰江先生から、良い研究を行うためには5つの「P」が必要と教えていただきました。Passion（情熱）、Perspectivity（予想）、Patience（忍耐）、Patients（患者）、最後に、Poverty（貧しさ）。患者さんは臨床研究において必要だが、逆境からうまれる危機脱出のための知恵が重要と教えをいただきました。

そのような中、我々の組織は、平成28年4月、震度7を2回も記録して有名になった熊本地震で被災することになりました。病院施設も職員の自宅も被害は大きかったのですが、戦争を経験されたことのある泰江先生の研究心は、この大震災でもびくともしませんでした。地震で7階にある自宅マンションのエレベーターが使えなくなり、「このままの状態で住むのは危険」を意味する赤紙が入り口に貼られて、ご自宅では生活できない状況となりました。病院の空き部屋で寝泊まりの生活を余儀なくされた時でも、泰江先生は通勤の時間が無くなり勉強時間が増えたと笑顔で言われていました。泰江先生は、平日のみならず土曜、日曜も朝から論文を読んで勉強されていますが、この厳しい状況でも勉強を続ける意義を背中で私たちに伝えられている気がしました。ある意味、成長を促す危機的ストレス（ホルメシス）で結果的にいい結果に繋がった気がします、

そのようなホルメシスのある環境の中で、私は、自分の座右の銘を作ってみました。

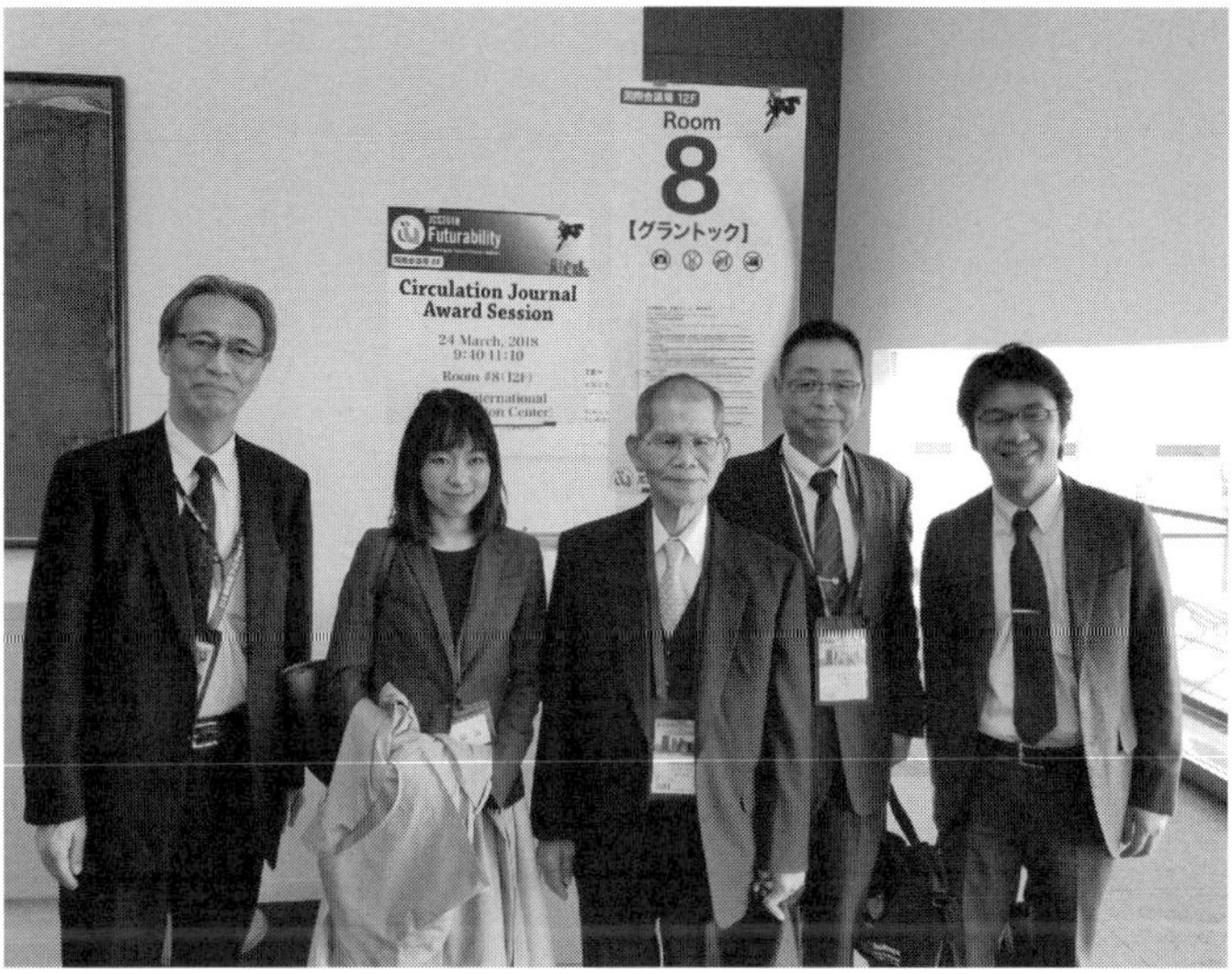

〈思い出の写真〉

日本循環器学会 Circulation Journal Award First Place 2017 受賞講演後
Variant Aldehyde Dehydrogenase 2(ALDH2*2) in East Asians Interactively Exacerbates Tobacco Smoking Risk for Coronary Spasm, Possible Role of Reactive Aldehydes. 2018.3.24
大阪国際会議場にて。左より吉村道博先生（東京慈恵会医科大学循環器内科）、長女、泰江弘文先生（熊本加齢医学研究所、熊本機能病院）、筆者、辻田賢一先生（熊本大学循環器内科）

『発想を母、逆境を父、失敗を師として、知求めん』

自分の発想や疑問を大事にして、その答えを得るためには、時にはあえて厳しい環境に身を置き、多くの失敗から学び真実を追求していこうと思います。

実は、私が医師になれたのも、小さい時から病気の兄をみていて、兄の分まで両親を喜ばせたいと思うハングリースピリッツによるものでした。おかげで根性は少しついたかと思います。これもある意味ホルメシスだったと思います。

3　システムアップの名人　原田栄作先生

泰江先生は学問の上では水戸黄門のような存在だとよく言われます。周囲からは、その周りにいる私と原田栄作先生はよく助さん角さんと言われます。

その大事な同僚の原田栄作先生は、後輩ですがとても誠実でユニークかつ魅力的な先生です。名前のごとく優秀な先生ですが、周りの先生からは、親しみを込めて昔からA（栄）

作ではなくB作と言われます。私たちにとって恩師である、京都大学から熊本大学へおこしいただいていた中川修先生（国立循環器病センター）ご夫妻の指導を受けながら、原田先生は心筋培養やナトリウム利尿ペプチド研究をされました。そして当時直接研究の指導をいただいたのが、現東京慈恵会医科大学循環器内科の吉村道博教授であり、今でも我々のことを応援してくださっているありがたい存在です。

原田先生のアイディア、協調性と粘り強さからは、後輩ながら学ぶことが多くあります。原田先生は、現在医療の現場で重要視されているパス（医師や看護師だけでなく多職種と患者さんで共通認識して取り組むシステム）などを通して組織をシステムアップする能力が素晴らしく、そのおかげで、人員不足と日常の業務で押しつぶされて研究どころではない状況でも、何とか臨床研究も進められる余裕を作ってもらったことにも、感謝しています。

4　アルコール誘発性狭心症の患者さんとの出会い

私が医師となり、熊本大学循環器内科に入局し、初めて担当となった冠れん縮性狭心症の患者さんは、お酒を飲むと発作が起こるアルコール誘発性の冠れん縮性狭心症の患者さんでした。

冠れん縮という病態は、循環器領域においてとても重要な疾患です。冠れん縮性狭心症は、動脈硬化によっておこる西洋型の労作性狭心症とは異なります。心臓の筋肉を栄養する心筋表面を走行する冠動脈が、発作性に異常収縮し、心筋に虚血（酸素不足）が生じて胸痛などの症状を生じる疾患です。典型例では、夜中から朝方の安静時に発作を生じ、なぜか日本人でタバコを吸っている人に多い狭心症です。ニトログリセリンは発作に効果がありますが、実際にはその重症度や動脈硬化性病変の有無を正確に鑑別するために冠動脈造影と冠れん縮誘発試験を必要とすることが多い状況です。

私が医師になってまだ2ヶ月目の頃、私に入局を勧めてくださったのは、当時の医局長で熊本大学医学部野球部の先輩でもある現在の国立循環器病センター理事長の小川久雄先生でした。そして、この冠れん縮性狭心症が疑われた患者さんの主治医となって、学生講義のために発作時の心電図を取り、診断を確定して学生に指導をするように指示を受けました。

私は確定診断のために、発作の起きやすい深夜から明け方の発作時に心電図を取ろうと病棟で連日連夜待機していました。しかし、1週間連続で泊まり込んでも発作はまったく起こりません。明日までに発作が起きなかったら講義の対象患者を変更せざるを得ないと告げられ、私は何とかならないかと考えて、そこでもう一度患者さんの発作の起きやすい条件を質問してみました。すると、疲れた日にアルコールを飲みすぎるとよく発作が起こることを告げられました。

今から30年ほど前の話ですが、私は指導医と患者さんに了解をえて、アルコール負荷試験を検討してみました。しっかり診断と治療を行う意義を患者さんに説明したところ、患者さんは今後もお酒を飲みたいのでアルコール負荷試験を受けたいと希望されました。私は、お酒を自腹で買ってきて夜お酒を飲んでもらおうとしました。すると患者さんは、突然、刺身がないと酒は飲めないと言われました。医師になったばかりで給料をまだもらっていなかった私は、一瞬ムッとしましたが、その足で刺身を買いに行き、患者さんにうまい酒と魚を提供しました。領収書は最後までだれにも渡せず、少し悲しかった覚えがあります。

さて、その次の日の深夜2時頃です。その努力の甲斐もあって患者さんは、入院後初めて狭心症発作を訴えられました。発作に備えて隣のベッドに寝ていた私は『先生、発作がきた』と言って起こされ、ようやく診断に至る発作時の心電図を取ることができました。泰江先生が学生の臨床講義の中、『これは、担当の研修医が、がんばって撮ってくれた発作時の心電図です。これで診断と治療ができました』と説明してくださった時には、とても嬉しかったことを覚えています。

〔謝辞〕

今回の執筆を快く前向きに受け入れ、ご指導いただきました青灯社の辻一三氏、そしてこれまでご指導いただきました泰江弘文先生をはじめとする先生方、データ収集にご協力いただいた秘書さん、協力いただいた看護師さんや検査スタッフ、そして外来を応援いただいた庄野信先生、我々をご支援していただいている熊本機能病院の元会長の米満弘之先生と米満弘一郎理事長、また私を支えてくれた家族、そしてご理解とご協力をいただきました患者さんのお陰で、臨床研究で成果を出すことができました。今後は患者さん方に研究の成果を還元して、少しでも医学と医療に貢献してまいりたいと思います。

ご支援ご協力ありがとうございました。

平成30年12月1日　　水野雄二

水野雄二（みずの・ゆうじ）熊本大学病院を経て、現在、熊本機能病院　循環器内科／熊本加齢医学研究所勤務。１９６３年、熊本県人吉市に生まれる。熊本大学医学部卒業（医学博士）。専攻：循環器内科
論文　Yuji Mizuno et al. Variant Aldehyde Dehydrogenase 2 (ALDH2*2) Is a Risk Factor for Coronary Spasm and ST-Segment Elevation Myocardial Infarction. Journal of the American Heart Association. 2016, DOI:10.1161/JAHA.116.003247, PMID: 27153870 ほか。
２００２年　日本心血管内分泌代謝学会ＹＩＡ（Young Investigator Award）受賞。２００３年　日本心臓財団、ファイザー、血管代謝研究発表会優秀賞。２０１１、２０１６年　ＡＨＡ（アメリカ心臓病学会）Funded Award (Research) 受賞。２０１８年　Circulation Journal Awards 2017 First Place 受賞。

お酒で顔が赤くなる人、要注意！
アルデヒドが心筋梗塞、がんを生む

2019年1月30日　第1刷発行

著　者　水野雄二
発行者　辻　一三
発行所　株式会社青灯社
東京都新宿区新宿 1－4－13
郵便番号 160－0022
電話 03－5368－6923（編集）
03－5368－6550（販売）
URL http://www.seitosha-p.co.jp
振替　00120－8－260856
印刷・製本　モリモト印刷株式会社

ISBN978－4－86228－104－3 C0047

小社ロゴは、田中恭吉「ろうそく」（和歌山県立近代美術館所蔵）をもとに、菊地信義氏が作成